病態・検査・診断・治療

診療所で診る足

著 井口 傑

日本医事新報社

謹 告

本書に記載されている事項に関しては，発行時点における最新の情報に基づき，正確を期するよう，著者・出版社は最善の努力を払っております。しかし，医学・医療は日進月歩であり，記載された内容が正確かつ完全であると保証するものではありません。したがって，実際，診断・治療等を行うにあたっては，読者ご自身で細心の注意を払われるようお願いいたします。本書に記載されている事項が，その後の医学・医療の進歩により本書発行後に変更された場合，その診断法・治療法・医薬品・検査法・疾患への適応等による不測の事故に対して，著者ならびに出版社は，その責を負いかねますのでご了承下さい。

序 文

　最前線の外来に来る患者には，「足が痛い」，「足が疲れる」，「足がむくむ」など，足に関する訴えが多い。最初に患者に接する，診療所や病院の一般医こそが足病変を見出し，足症状を全身疾患に結びつけ，全人的医療を行いうる立場にいる。だから「足は特殊だ」と専門医に回す前に，目の前の患者に，できる検査，できる診断，できる治療を行い，その上で精査や手術が必要ならば，専門医に紹介すればよい。

　著者が下町の整形外科病院を受け継いでから，かれこれ半世紀になる。その後，事情があって病院を手放し，総合病院の医長から，大学の教職で定年を迎えるまで，足から始まって足に終わった医者人生と言える。幸いにして，大した災害にも遭わずに一生を過ごしてきたが，災害地で医療活躍する若い医師たちの口から，「CTどころか，X線写真も撮れないから，骨折の治療さえできない」という悲鳴を聞いて，心が痛んだ。

　戦後間もなく，貧しい田舎で結核医として開業した父が，借金してやっとレントゲンを買った。暗室から出て来て，濡れたレントゲン・フィルムを窓にかざしながら，「これが結核だぞ。わかるか」と指差した，誇らしげな父の顔は，今でも忘れない。最近のCT，MRI，エコーなど，診断器機の進歩は目を見張るものがあり，インスタグラムやユーチューブを持ち出すまでもなく，そのイメージの持つ説得力は，医者ばかりでなく，患者にとってもまさに福音である。

　しかし，一歩止まって考えてみよう。災害で電気，水道が止まったら，骨折患者に何もできないのか？　CTやMRIのない診療所では，まともな医療ができないのか？　診療科の数だけ，臓器の数だけ専門医がいなければ，無医村なのか？

　たった半世紀前には，CTがなくても硬膜外血腫を診断し，脳外

科医がいなくても患者を助けられていた。スマホにパソコン，インターネットと，どこにいても世界とつながり，情報が得られる今の世の中で，半世紀昔の真似をしろとは言わない。しかし一生懸命考えて，自己のベストを尽くしていけば，頭のてっぺんから足の先まで，何もできない専門分野などありはしない。

　どうせ神の手を持つ専門医でも，半世紀前には医学生でさえなかった。だから，卒業したての医者にだって，患者に直接向き合えば，何かできることがあるはずである。遠い専門医より，近くの一般医である。

　半世紀，足で始まり足で終わった医者人生だったが，直立二足歩行をする人間の足ほど面白いものはなかった。足の専門医制度さえできそうな勢いだが，足を診るのに専門はいらない。舐めてみろとは言わないが，五感を研ぎ澄まし，「なぜか」「なぜか」と考えていけば，おのずと足下から全身が見えてくる。足は，専門外だ，関係ないと思っている人たちにこそ，「たかが足，されど足」の世界を覗いて頂きたい。きっと，自分の興味とつながる，何かが見えてくるに違いない。

　　令和元年9月

井口 傑

目次

Ⅰ 足を診るということ
1. 足に症状が多い3つの理由 ── 2
2. 足下から見える体と心 ── 4
3. 診療所で診る足 ── 6
4. 足の診方 ── 9

Ⅱ 診療所での足の診断
1. 症状から診断に至る道 ── 12
2. 足病変の原因による分類 ── 15
3. 靴の障害 ── 19
4. スポーツの障害 ── 23
5. 精神障害および老化 ── 28
6. 診療所での治療 ── 30
7. 診療所でよりよく足を治すために ── 33
8. 足を知る ── 35
9. 実際の診療に際して ── 42

Ⅲ 診療所で遭遇する足の疾患

1. 足の怪我と病気
1. 外反母趾 ── 52
2. 強剛母趾 ── 66
3. 母趾種子骨障害 ── 72
4. 中足骨骨頭部痛（モートン病） ── 76

5 モートン(偽)神経腫 ──────── 79
6 モートン趾 ──────────── 82
7 槌趾(ハンマー・トウ，マレット・トウ) ── 84
8 内反小趾 ──────────── 88
9 カーリー変形 ─────────── 90
10 趾節癒合症 ─────────── 91
11 陥入爪 ───────────── 93
12 巻き爪 ───────────── 96
13 爪下血腫(黒爪) ────────── 98
14 趾骨骨折 ──────────── 101
15 浮き趾 ───────────── 104
16 扁平足 ───────────── 108
17 変形性足根間関節症 ──────── 112
18 踵骨棘，足底腱膜(付着部)炎 ──── 114
19 開張足 ───────────── 117
20 第5中足骨基部骨折(下駄骨折，ジョーンズ骨折) ── 120
21 中足骨疲労骨折(マーチ骨折) ──── 123
22 有痛性外脛骨 ─────────── 126
23 踵部脂肪褥炎(踵脂肪体萎縮) ──── 128
24 アキレス腱(付着部，周囲)炎 ──── 131
25 変形性足関節症 ────────── 138
26 足関節骨軟骨障害 ────────── 142
27 後脛骨筋腱機能不全(PTTD) ──── 144

28 捻挫と打撲	147
29 足関節外側靱帯損傷（急性, 陳旧性）	149
30 足根管症候群	153
31 先天性足根骨癒合症	155
32 アキレス腱断裂	157
33 下腿筋膜裂傷	160
34 シン・スプリント	162
35 脛骨疲労骨折	164
36 コンパートメント症候群	167
37 下腿静脈瘤	172
38 下腿浮腫	174

2. 足に症状を起こす足以外の病気

1 中枢神経障害（脳血管障害, 頸部脊髄症, 脊髄損傷）	176
2 脳性小児麻痺	179
3 末梢神経障害	181
4 大腿動脈 ASO（閉塞性動脈硬化症）	184
5 膝関節による足の痛み	186

3. 足に症状を起こす全身性疾患

1 関節リウマチ	188
2 糖尿病の足（糖尿病足, シャルコー関節）	192
3 痛風	201

索引 —— 205

I 足を診るということ

I 足を診るということ

① 足に症状が多い3つの理由

　日常診療で，足に症状を訴える患者は多い。これには，大きく3つの理由があり，人間が人間である所以でもある，常時直立二足歩行が強く関与している。

❶ 足は遠くにありて，全身を写す鏡である

　まず，第一に足は最も遠い辺境の地にあり，中心である脳や心臓から非常に離れている。神経の中枢と言えば大脳であるが，脳から脊髄を経て足に至る神経は，最も長い経路を辿るばかりでなく，多くの難所を乗り越えなければならない。その間，全身の障害を抱え込む結果，足にいろいろな症状を起こす。これは，糖尿病神経症が足に症状を初発し，多くの症状を呈することを考えれば，明らかである。

　また，循環器の中心である心臓からも足は遠く離れている。その上，直立二足歩行を行うために，足の血流は1m以上の落差を乗り越えなければならない。酸素や栄養の補給，炭酸ガスや老廃物の回収を考えれば，循環器疾患はまず足に症状を起こすのも無理はない。

　昔風に言えば，「伸び過ぎた兵站線」は，足に過酷な戦いを強いている。

② 二足歩行は疲れる

　第二の理由は，人間が動物，「動く物」であり，足が動くための直立二足歩行に特化したためである。人間は動物として一生涯，足を使い動き続ける。他の動物が四脚で動くのに対して，人間は同じ働きを二足でこなさなければならない。4人分の仕事を2人でやるのであるから，疲れるのは当たり前で，過労から老化まで，その影響は最も負担が集中する足に最初に顕れる。

　また，二本足だと，歩くどころか立つことさえ難しい。歩行のためには，体中から情報を集め，瞬時に判断して体全体の筋肉に指令を発し，姿勢を制御して，重心の位置をコントロールする作業を繰り返さなければならない。そのため，どんな体の障害も歩行に影響を与え，足の症状を起こす。

　そればかりか，人間の生きる基本である，「歩く」「動く」を司る足に異常が出れば，過労や廃用を介して全身の機能低下をきたし，寝たきりとなれば，死ぬことにさえ結びつく。

③ 足は外界との接点

　第三に，足は最も外界と接触する部位なので，外界から影響を受ける機会が多く，骨折等の損傷を受けやすい。また，体を支え，体を動かし，外界へ力を加える接点なので，疲労や老化を生じやすい。両者が相まって，外傷，過労や老化による足の疾患が多発するので，患者の訴えには足に絡むものが多くなる。

I 足を診るということ

②足下から見える体と心

「人の足下を見る」とは，あまり良い意味では使われないが，視点を変えて，いつも見下している足から，頭や体を見上げてみるのも，いろいろなことがわかって悪くない。

❶ 足が西向きゃ，体は東

解剖学で位置や運動を定義するのに，中枢に対して末梢が動く方向で教えるので，頭や体を中心に物事を考える癖がついている。そのため，足が体に対して外旋するのと，足に対して体が内旋するのが同じだとは気づかない。

もっとも，膝を診察するとき，「下腿を内旋して」診るとは言っても，「大腿を外旋して」とは言わない。これは，仰臥位で足は簡単に捻れても，大腿を捻るのは体が邪魔をしてできないからである。

膝のスクリューホーム運動（screw form movement）として，膝関節を伸展すると，下腿が外旋して膝をロックすると言う。しかし足は地面に着いていて，下腿が勝手に動くはずはなく，大腿が，体が，頭が，足に対して内旋するのである。もしこのとき，足が勝手に外旋したら，氷の上を歩いているときのように，膝はロックさ

れず，足の向きと進行方向がズレて転倒する。

② 足が支える心臓

　脚の浮腫を見ると，医者は心不全を疑う。心不全になると，血液の還流が悪くなり，脚に血液が滞留して血管外に水分が漏出してむくむ。しかし，心臓が血液を循環させるポンプだと言っても，毛細血管網を越えて血液を足から心臓に圧送している訳でも，静脈血を脚から吸い上げている訳でもない。

　よく足は第二の心臓と言われるが，末梢の血液は静脈弁と筋肉の収縮力の作用により，心臓に還流している。足下から見れば血液還流の半分は下肢に支えられており，足の運動不足は心臓に影響しているとも言える。

③ 外反母趾で「うつ」になる？

　足を専門に診ていると，外反母趾で膝や腰が悪くなったという訴えを，よく聞く。実際，足に痛みがあれば，それを避けるために，足にかかる体重を軽くし，かかる時間も短くする。そのため，反対側の足や，中枢の膝，股関節，体幹に過剰の負担をかけ，痛みを生じていることも少なくない。

　足が痛いと，体があちこち痛くなるばかりか，肩凝り，頭痛からストレスで胃潰瘍まで起こしかねない。その上，足が悪いと外出が億劫になり，引きこもりがちになる。足の疾患が，心や体の不具合を起こしかねない。

　さすがに外反母趾を気に病んで，うつになることはないだろうが，時には発想を転換し，足下を見下すのではなく，足下から体と心を見上げてみるのも悪くない。

Ⅰ　足を診るということ

③診療所で診る足

❶ 整形内科で診る足

　　欧米では，整形外科はあくまで外科であって，手術適応のない運動器の疼痛性疾患はリウマチ（内）科で診て，整形外科では診ることは少ないと聞く。しかし日本では，リウマチ科は関節リウマチなど膠原病を診る診療科であり，変形性関節症や脊椎症などの運動器の疼痛性疾患はあまり診ない。

　　一方，整形外科医と言えども，診療所で開業すると手術をする機会はなくなり，整形内科とも言える診療形態になる。少々もったいない気もするが，手術した経験のある医者が，その経験を生かして診療するのも悪くない。

　　一方で，欧米では足の疾患もリウマチ科で診ることを考えれば，整形内科として関節リウマチや痛風，糖尿病足だけではなく，全身との関連から足を診るのも悪くない。

② 診療所で診る足

　診療所と言っても，都会の整形外科診療所，整形外科以外の診療所，医療過疎地域の診療所といろいろである。しかし，どんな形態の診療所でも，診る気さえあれば，足は取っつきやすく面白い分野である。足の診療から言えば，気になる設備の差はX線写真が撮れるかどうかくらいである。

　診療所で足を診るということは，患者の話を聞き，手術適応の有無を考えて，疼痛対策をし，悪くしないように歩行を中心とした日常生活の指導を行うことである。

　多かれ少なかれ，患者は歩けなくなることを心配している。「とりあえずは痛い」，「でも，歩けなくなることが心配だ」ということだから，応急処置で痛みをとり，総合病院や足の専門医に送るべきかを決めればよい。

　足には生命的予後が不良な疾患は少ないので，壊死性筋膜炎のような非常に稀な疾患を除き，時間的余裕は十分ある。

③ 診療所での足の治療

　足の治療で大切なのは，歩き方の指導である。治療の原則は，足を傷つけている原因を取り除き，自然治癒を妨げる要因を排除することである。

　足は体を支え歩行する器官だから，「足を傷害するのも，治癒を妨げるのも，荷重と歩行である」といっても，ただ荷重と歩行を禁止すればよい訳ではなく，治癒を妨げず，かつ廃用萎縮も防がねばならない。このバランスを考えるのが医者のさじ加減であり，患者に行わせるのも，その結果を診てフィードバックするのも医者である。

　しかし，患者も疾患も各々異なり，程度も時期もバラバラだから，

1つの正解がある訳ではなく，原理原則を大切にしながら，その場その場で判断する。

　加えて，患者の問題も大きい。モンスターとまでは言わなくても，コンビニで買い物をするのと同じに，「よりよく」「より早く」「より楽に」「より安く」治してくれと，要求するわがままな患者が少なくない。しかし，多くは痛みと不安と不便を抱え受診するのだから，医者として，その場その時で最適な治療法を示すばかりでなく，医者の言葉ではなく患者の言葉で具体的に，時には自ら手本を示して，わからせなければならない。

　歩き方を教えることは足の治療の根本だが，「具体的に教えて」「医者がやって見せて」「患者にやらせてみる」の3つが重要である。たとえば「患側の前足部に，あまり体重をかけずに歩きなさい」と言われても，わからない患者がほとんどである。「良い足を，悪い足より前に出さないで，小股に歩く」と説明すれば，多くの患者はわかってくれる。ちなみに，「右足を左足より」と言うより，良い足，悪い足と言ったほうが混乱しない。

　「八百屋には八百屋の言葉で，魚屋には魚屋の言葉で」とは，先輩の教えである。相手の言葉で話すのは容易なことではないが，少なくとも医者の言葉，専門用語で煙に巻くことだけは慎みたい。患者にわかってもらうには，たとえ話がよい方法で，患者の職業を知り，それに応じたたとえ話の二三は，引き出しに用意したい。

I 足を診るということ

④ 足の診方

❶ 足を診ない専門医，足以外を診ない専門医

　専門医でない医者がめずらしくなった。総合診療専門医は何が専門なのか，もう一つよくわからないが，循環器の専門医が足を診てくれることは滅多にない。しかし，足が心臓から最も遠くにあり，症状がいち早く現れるということさえ理解してもらえれば，足をよく診てくれる専門医になるに違いない。

　足の外科の専門医制度はまだないが，足の専門医と称する医者は増えてきた。しかし，足が専門と言っても，足だけが体や心と別にある訳はないから，足だけ診ていて，足が診られる訳ではない。足だけに症状があり，足だけに原因がある，足だけの病気の専門医では困る。右足の専門医とか，専門がないのが専門の専門医は出ないでほしい。

❷ 足の先から頭のてっぺんまで

　足に限らず，診療は全体と局所を交互に診るのが大切である。忙

しい日常診療の中では，ついつい訴えのある局所だけを診がちだが，足に影響を与えている全体を診て，全体の一部として働く足を診なければならない。

　簡単に言えば，足が痛いのは，痛む足が悪いのか，痛く感じる頭が悪いのかを考えなくてはいけない。片麻痺の患者が跛行になり，心不全の患者の足がむくむのは，足が悪い訳ではない。逆に，足の尖足変形を放置しては，片麻痺患者の歩行能力は改善しないし，足の潰瘍を治さなければ，運動療法で糖尿病患者の肥満は治せない。

❸ 診療所ならではの足の診方

　診療所では「あれがない，これがない」という愚痴をよく聞くが，足を診るのに道具はいらない。五感を研ぎ澄ましてと言っても，足を舐める訳ではないから，自分の目と耳と手があれば足りる。打腱器に血圧計でもあれば御の字である。幸いなことに，どんな肥満な人でも，足の骨を触れないことはないし，手で動かすのも容易だ。足は，見て触って押して動かしてみれば，おおよそ診断がつく。X線写真も補助診断くらいに考えてよい。

　そうはいっても今の診療所には，結構いろいろな物がある。X線やエコーは目がもう1つついたくらい便利な物だし，大抵の血液検査は外注できるし，CTやMRIだって依頼することができる。

　しかし，施設の整った病院と競合するよりは，「すぐ診て」「すぐ診断し」「すぐ対処する」という，診療所ならではの診療が望ましい。外反母趾などは，患者さんが診断をつけてくるし，外観の角度と動かしてみた硬さで，手術をしたほうがよいかどうかは診断できる。

　あっという間に終わった後は，患者さんが何に悩み来院したのかよく聞いて，どうしたらよいのか相談に乗ることが，AIの時代に生き残れる臨床医の診方である。

Ⅱ 診療所での足の診断

Ⅱ 診療所での足の診断

1 症状から診断に至る道

　患者が訴える部位がハッキリしていれば，そこから診る．外傷は別にしても，外反母趾や槌趾など外観から一目瞭然の疾患であり，痛みなどの訴えの原因であれば，簡単である．一目見てわかると言わなくても，患者の指すのが関節部なら関節炎か関節症を考えられるから，部位によって疑われる疾患は多くない．その部位に，炎症所見があるか，圧痛や運動痛はどうか，皮膚に傷や胼胝や色素沈着はなどと，見たり触ったり，動かしたり，押したりしてみれば，9割方は診断がつく．

　まずは，訴えの部位に多い疾患から順に，①頻度の年齢差，②性差，③職業，④スポーツによる差も加味して考える．次いで，頭に描いた疾患に，⑤あるべき所見，⑥あるはずのない所見をチェックする．最後に，⑦疑ったその疾患に特異的な所見があれば，その有無により診断を確定する（表1）．

　たとえば，母趾の付け根に痛みを訴えてくれば，外反母趾をまず考える．

　若い女性でハイヒールでも履いて痛いと言ってくれれば，よほど真っ直ぐな母趾でもない限り，X線写真を撮らなくても診断はつく．

　中年の男性であれば，頻度からいって，よほど曲がっていなけれ

ば，外反母趾よりも強剛母趾を考えるし，スポーツ好きな青年なら
ば種子骨障害を考える．外反母趾であれば，主訴が靴を履いての痛
みであることを確認し，強剛母趾であれば過背屈での背側部の痛み
を，種子骨障害であれば種子骨の圧痛を確認して，確定診断とする．

表1　症状から診断に至る道

場所		部位	性別	年齢	スポーツ	靴	特異的所見
母趾	外反母趾	内側	女性	成人以降		ハイヒール	MTP関節外反変形
	強剛母趾	背側	男性	中年以降	剣道		背屈時疼痛
	種子骨障害	底側			ランナー	薄底	種子骨の圧痛
	痛風	全体	男性	中年以降			高尿酸血症，尿酸結晶
第2～第4趾	槌趾	背側	女性	中年以降		小さすぎる	PIP関節屈曲変形
	モートン病	底側	女性	中年以降		薄底	MTP関節底側部圧痛
	モートン(偽)神経腫	底側		中年以降		狭すぎる	中足骨骨頭間圧痛
	マーチ骨折	中足骨			体育会系	薄底	X線写真
小趾	内反小趾	外側	女性	成人以降			MTP関節内反変形
	下駄骨折	中足骨基部				サンダル	X線写真
	ジョーンズ骨折	中足骨基部			体育会系	薄底	先行疼痛
中足部	変形性リスフラン関節症	背側	男性	老人			
	有痛性外脛骨	内側		若年		内側が当たる	

[表1 続き]

場所		部位	性別	年齢	スポーツ	靴	特異的所見
後足部	足底腱膜炎（踵骨棘）	底側	男性	中年以降			踵底部前内側部圧痛
	アキレス腱付着部炎	後側			ランナー	後ろが当たる	アキレス腱付着部圧痛
	PTTD（後脛骨筋腱機能不全）	内側	女性	中年以降			踵骨外反
	足根管症候群	内側					足根管部の圧痛
	変形性足関節症	前方,深部		中年以降			
	距骨骨軟骨障害	深部					
	足関節外側靱帯損傷	外側			すべて		外果全下方圧痛,前方引き出し
足	関節リウマチ	全体	女性				
	糖尿病足	全体		中年以降		当たる	
下腿	前脛骨筋症候群	前側			ランナー		前脛骨筋の圧痛
	筋膜裂傷	後側					
	静脈瘤	後側	女性	中年以降			

Ⅱ 診療所での足の診断

2 足病変の原因による分類

　足の病変は，足に原因があるものと，足以外に原因のあるものがある（図1）。足の痛む部位別に，疑われる病変をそれぞれ図2〜図6に示した。

1 足に原因のある足の病変

　足に原因のある足の病変は，以下の通りである。
　①母趾：外反母趾，強剛母趾，種子骨障害
　②小趾：内反小趾
　③第2〜第4趾：槌趾，モートン病
　④中足部：変形性リスフラン関節症，有痛性外脛骨
　⑤後足部：足底腱膜炎（踵骨棘），アキレス腱付着部炎，PTTD（後脛骨筋腱機能不全），足根管症候群，変形性足関節症，距骨骨軟骨障害，足関節外側靱帯損傷，アキレス腱損傷
　⑥足全体：関節リウマチ，糖尿病足
　⑦下腿：前脛骨筋症候群，筋膜裂傷，静脈瘤

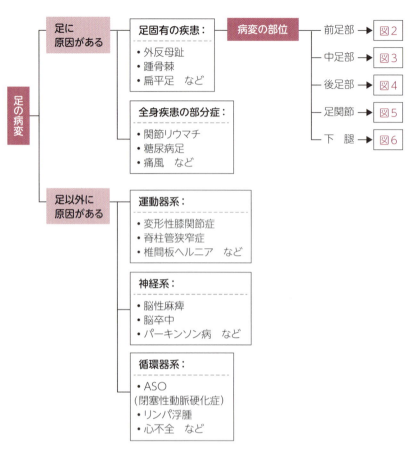

図1 足の病変と痛みの部位

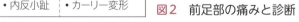

図2 前足部の痛みと診断

中足部		
足底部	**足根骨**	**中足骨**
• 足底腱膜炎	• 有痛性外脛骨	• 下駄骨折
• 扁平足	• 変形性関節症	• ジョーンズ骨折
• 足底線維腫症	• リスフラン靱帯損傷	• マーチ骨折
• ジョガーの足	• 前足根管症候群	
	• 先天性足根骨癒合症	

図3　中足部の痛みと診断

後足部		
後方	**足底**	**前方**
• アキレス腱付着部炎	• 踵骨棘	• 足根洞症候群
• ハグランド変形	• 足底腱膜付着部炎	• 距骨下関節不安定症
• パンプ・バンプ	• 後脛骨神経踵骨枝エントラップメント	• 腓骨筋痙縮性扁平足

図4　後足部の痛みと診断

足関節				
後方	**内側**	**奥**	**外側**	**前方**
• アキレス腱周囲炎	• 足根管症候群	• 骨軟骨障害	• 外側靱帯損傷	• 脛骨前縁インピンジメント
• 三角骨障害	• 後脛骨筋腱機能障害	• 変形性関節症	• 腓骨筋腱脱臼	• 伸筋支帯腱鞘炎
• 長母趾屈筋腱腱鞘炎	• 三角靱帯損傷	• 滑膜インピンジメント	• 腓骨神経エントラップメント	• 滑液包炎

図5　足関節の痛みと診断

下腿
• 筋膜裂傷
• コンパートメント症候群
• 静脈瘤
• 疲労骨折

図6　下腿の痛みと診断

❷ 足に症状を起こす足以外の病変

足に症状を起こす足以外の病変は，以下の通りである。

▼ 運動器

- 骨・関節：膝，股関節障害の代償，疼痛忌避，脚長差，側弯
- 脊椎：腰部椎間板ヘルニア，腰部脊柱管狭窄症，腰椎すべり症

▼ 神経系

- 中枢神経：頸髄症，脳血管障害，脳性麻痺，小児麻痺，脊髄小脳変性症，アルツハイマー病，パーキンソン病
- 末梢神経：帯状疱疹，腓骨神経麻痺，末梢神経障害，糖尿病性神経症

▼ 循環器系

- 心臓，血管，リンパ系，心不全，鼠径リンパ節郭清後
- 腎：閉塞性動脈硬化症（ASO），腎不全，ネフローゼ

参考文献

▶ 井口　傑：新・足のクリニック―教科書に書けなかった診療のコツ. 南江堂, 2015.

Ⅱ 診療所での足の診断

③ 靴の障害

靴は足と大地のインターフェースであり，足と靴，地面と靴の両方の接点で，足の障害に大きく影響する。本来，靴は足を保護し，足の機能を補佐するものであるが，ファッショナブルな靴，不適切な靴は，かえって足を痛め，機能を損なう。

靴の主な役割は，荷重面である足底の保護である。靴は地面の凹凸を直接足に伝えないために，硬い平面の表底を持つ。また，靴は断熱効果で，防寒や耐熱の役目も果たしている。

数百万年の二足歩行の歴史を考えれば，本来，人間は裸足で生きていけるはずであるが，現代人は不思議なほど靴に依存しており，少々の不具合があっても，靴を履かない現代生活は考えられない。それどころか，本来の靴の機能としては疑問のあるファッション性の高い靴は，患者により大きな支障を我慢させ，外反母趾など疾患の原因になっている。

❶ 主な病変

▼ 外反母趾

ハイヒールなどで母趾が内側から押されて，外側に曲がる（外

反)。外反した母趾が先端から押されて，母趾がさらに外反し，第1中足骨骨頭部が内側に押されて第1中足骨が内反する。

▼ ハンマー・トウ

小さすぎる靴を無理して履いて，第2，第3趾が先端から押され，パンタグラフのようにMPT関節が過伸展，PIP関節が屈曲する。拘縮が進み変形が固定化すると，PIP関節背側に胼胝を形成し，靴に当たって痛む。

▼ 内反小趾

先細りの靴で，小趾が内側(母趾側)に押されて起こる。

▼ 爪下血腫 (黒爪)

小さすぎる靴，トウ・ボックスの低い靴で，爪が靴の甲革で圧迫され，爪床から出血し，血腫をつくる。内圧が高まり疼痛が激しい。逆に，大きすぎる靴の中で，足が前に滑って爪が衝突し，起こすこともある。登山靴が合っていないと，下山時に起こしやすい。

▼ モートン病

底の薄いパンプスやランニング・シューズで起こす。いわゆる中足骨骨頭下痛で，足底の脂肪織の薄くなった高齢者や，未熟なランナーが，底の薄すぎるクッション性の低い靴を履いて起こす。

▼ 前足根管症候群

きつすぎる内羽根の革靴や靴紐の締めすぎで，第2・第3中足間中枢背側部で，圧迫により絞扼性神経症を起こし，第1水かき部に疼痛を生じる。足根管症候群とは別物である。

▼ 有痛性外脛骨

内側の腰革の上縁が硬すぎて，突出した外脛骨に当たる。主な原因ではないが，圧迫が疼痛を起こす。

▼ 腓骨外果部痛

外果は内果より長いので，外側腰革の高さは内側より低くつくられるが，時に高すぎて当たって痛む。

▼ 靴ずれ

小さすぎる靴でアキレス腱部に腰革が当たって水疱をつくり痛む。ハグランド変形では，通常の靴でも当たって靴ずれを起こしやすい。慢性化して胼胝状になったものを「ヒールだこ」「パンプ・バンプ」と呼ぶ。

▼ アキレス腱付着部炎

靴の腰革の後部がアキレス腱を圧迫し，張力を増加して付着部炎を助長する。圧迫による剪断力も滑液包炎を誘起する。

2 靴による障害を少なくする靴

まずは，JIS規格が足に合った靴を選ぶ。JIS規格では長さとウィズが決められているので，一度はシューフィッターに測ってもらう。

長さは，踵の後端から第2趾の先端を結んだ長軸の距離（cm），母趾のほうが長い場合には母趾の先端から長軸に垂線を下ろし，踵から交点までの距離をいう。ウィズは母趾と小趾のMTP関節部の周径で，巻き尺で測る。

しかし，JIS規格が合致したからといって，靴が足に合う訳ではなく，合致しなければ合わないという必要条件で，十分条件ではない。

公式な靴の規格はこれ以外ないので，後は実際に履いてみて，感覚，経験と勘（独断と偏見）で選ぶしかない。靴には「捨て寸」といって先端に余裕を持つが，つま先の余裕はわかりにくいので，つま先をトントンして先端まで足を入れ，踵の後ろに自分の小指が入るくらいでよい。

　外反母趾にならないためには，内ぶれ（靴の先端が母趾より）でヒールが3cm以下の紐靴がよい。多くの人が陥る落とし穴は，足に優しい広くて大きめの靴である。大きくて緩い靴は，足が中で滑って母趾が押されて，結局，狭すぎ，小さすぎのハイヒールと同じになりかねない。

　きつくて小さすぎる靴は足に悪いが，緩くて大きい靴が足に良い訳ではない。足に良い靴は，足に合った靴である。

Ⅱ 診療所での足の診断

④ スポーツの障害

　本来，スポーツは人間を健康にするために行われるべきものである。

　しかし，靴のファッション性と同様に，スポーツにおける競争心は，時として足を傷つけるほどの過剰な運動を強いる傾向がある。運動負荷は生理的範囲内のものであれば，原則，体を丈夫にするものである。しかし，過大な強度，過剰な量の運動は，かえって体を衰えさせ弱くし，病気にする。

　適切な運動を負荷すると，体は負荷に応じて強度を増す。徐々に負荷を上げると，それに応じて体の強度も増強され，運動負荷に対する抵抗力も強化される。

　しかし，この関係は永遠に続くものではなく，負荷に対する強度の増加比率は徐々に低下し，ある時点から急にマイナスに転じ，負荷が増加しても強度が増さないばかりでなく，急速に強度が低下する（図1）。

　これが疲労骨折に代表される，過剰な運動によるスポーツ障害の原理である。

　多くの場合，骨折や腱断裂を起こす以前に，運動負荷に耐えかねた組織の微小損傷を原因に，炎症と修復機転が起こる。このとき疼痛

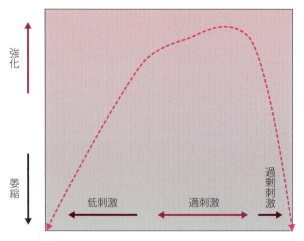

図1　運動負荷と強度

を生じるので，多くのスポーツ障害は，この時期に練習指導によって治療でき，腱断裂や骨折などを起こす以前の早期治療が大切である。

❶ 主な病変

▼ アキレス腱炎，腱周囲炎，腱付着部炎，滑液包炎

　多くのスポーツは，アキレス腱に強大な張力を繰り返し加える。この張力が生理的範囲を超えれば，腱に微小な損傷を生じ炎症を起こしアキレス腱炎となり，腱周囲との摩擦により腱周囲炎を，骨との接合部に損傷を起こせば腱付着部炎，骨や皮膚との摩擦が増加し滑液包に炎症を起こせば滑液包炎となる。

▼ アキレス腱断裂

　初心者からプロの選手，野球からゴルフまで，スポーツのためとは言いかねるが，スポーツをしていてアキレス腱断裂を起こすことは確かである。程度も筋腱移行部の不全断裂から腱の完全断裂，付

着部の剥離骨折までいろいろである。一般には保存療法で十分だが，スポーツ活動に早期復帰を強く望む患者には手術を行う。

▼ タフ・トウ (turf toe)

アメリカン・フットボールの選手に発生する，母趾MTP関節の過背屈捻挫である。turfは芝という意味であるが，人工芝の摩擦が大きいため，踏み返した母趾で地面を押して前に押し出す (push off) 時，靴が滑らないため，過大な張力が蹠側板にかかり損傷する。

▼ 母趾種子骨障害

ランニングで前足部着地をするとき，母趾のMTP関節底側には大きな衝撃力が働く。本来，母趾球はクッション性を持ち，衝撃吸収能力の優れた部位であるが，硬い走行路を底の薄いランニング・シューズで長距離を走れば，限界を超えて種子骨の疲労骨折を生じる。

母趾の種子骨には，分裂種子骨，骨壊死，炎症など多くの病像があり，過剰な衝撃力によって種々の病像を呈するので，母趾種子骨障害と一括して総称する。

▼ ジョガーの足 (jogger's foot)

ジョギングのやりすぎで，脛骨神経から分かれた内側足底神経が，母趾内転筋を越える部分で起こした絞扼性神経症である。足底内側の土踏まずの頂点付近の痛みと放散痛がある。

▼ 有痛性外脛骨

ランニングで，後脛骨筋腱の付着部や外脛骨と舟状骨の境界部に，繰り返し過剰な張力がかかり，微小損傷による炎症を起こして，舟状骨内側部に痛みを起こす。若年者が急にランニングの練習を始

めたときに多い。

▼ 三角骨障害

距骨後突起後方の過剰骨である三角骨は，バレリーナのポワント（つま先立ち）やサッカー選手の足背（インステップ）キックで，足関節を過底屈すると，脛骨後縁と踵骨結節部の間に挟まれ，インピンジメント（impingement；衝突）症候群を起こす。

▼ 母趾ばね趾（長母趾屈筋腱狭窄性腱鞘炎）

バレリーナのポワント動作は，母趾先端で体重を支えるために，足関節の過底屈位で長母趾屈筋腱を繰り返し強く緊張させる。そのとき，足関節後方で長母趾屈筋腱が方向を変える腱鞘部分で摩擦が増大し，腱鞘炎を起こし，母趾MTP関節は弾発現象を起こす。

母趾のばね趾の原因は足関節後方にある。

▼ 第2・第3中足骨疲労骨折（マーチ骨折）

長距離ランナーに多い疲労骨折で，第2・第3中足骨基部の可動性が小さいので，前足部着地時，地面からの衝撃が骨幹部に背屈曲げ応力を繰り返し生じ，ストレスによる疲労骨折を起こす。

バレリーナにも多い疲労骨折でもあるが，長距離ランナーとは異なり，荷重は骨軸方向に加わるので，中足骨の軽度の弯曲によって生じる曲げ応力の部位は，マーチ骨折とは微妙に異なる。

▼ ジョーンズ（Jones）骨折

陸上からサッカー，野球まで，多くの体育会系に見られる第5中足骨基部の疲労骨折である。

いわゆる下駄骨折よりもやや末梢よりで，外傷性の骨折とは異なり，局所の運動痛や圧痛などの予兆が繰り返したあげく，骨折と同

じような激痛が起こり，練習ができなくなって受診する。繰り返しのストレス以外に，栄養血管の分水嶺に当たるため，血流の不足も原因と言われ，骨癒合の障害ともされる。

練習の休止や保存療法で治癒するものから，初めから偽関節の状態で受診するものまである。初回は保存的に治癒しても，練習を再開して再発する症例では，手術を要する。

▼ 舟状骨疲労骨折

長距離走の選手に多く，舟状骨が前後からストレスを受け，矢状面で二分する疲労骨折で，数は少ない。

▼ 距骨外側突起骨折

スノー・ボードで見られる骨折である。以前は「オカルト骨折」と呼ばれるほどめずらしく，診断の難しい骨折であったが，スノー・ボードの流行と，CTの普及によって，さほどめずらしくはなくなった。スノー・ボードによる捻挫で治りの悪い症例では疑ってみてもよい。

Ⅱ 診療所での足の診断

⑤ 精神障害および老化

❶ 足と精神障害

　心身症，身体表現性障害，身体症状症と病名は変わってきたが，医師が既存の器質的疾患で理解できない症状を訴える患者に接したときに，専門外の精神障害として避ける傾向があるのは変わらない。

　昔，ヒステリーによる失立失歩と言われた病態から，保険金詐欺まがいの病態まで，足に関する訴えの多くを修飾していることは間違いない。一方で，生半可な知識で患者に接し，誤診や誤治療を犯せば，重大な責任を問われる現在，恐れて避ける気持ちも起こる。また，身体症状症と言われる患者を診るとき，症状に過剰にとらわれる患者がおかしいのか，器質的疾患を見つけられない自分が未熟なのか，心が迷う。

　自分の全知全能を傾けて診察し，それでも診断がつかない場合には，診断がつかない旨を正直に言うことが大切である。

❷ 足と老化

　若い時代には，老化は病気と考えていた。ウェルナー症候群の患

者を診て，無力感に襲われると同時に，老化は病気ではないと考えた。

「おぎゃー」と生まれて誰しも歩けるようになり，歩けなくなって死んでいく。

iPS細胞の時代に時代遅れかもしれないが，歩けなくなるのも死んでいくのも自然の時間の流れと考えれば，それに沿った足の治療もある。足の痛みを止めることも大切だが，痛くて歩けないのがよいこともある。老いに合わせて，痛まない程度に歩くことが必要なときもある。

人生100年の時代に近づいて，健康のためなら死んでもよいと頑張るよりは，時の流れに身を任せて歩いて行くのもよいものだ。

Ⅱ 診療所での足の診断

6 診療所での治療

① 足を治して患者を治す，患者を治して足を治す

　昔の言葉に，「小医は病を治し，中医は患者を治し，大医は国を治す」とある。

　しかし，小医といえども，足を治せば患者の活動性は向上し，健康になるので，今や国家予算の1/3を超える福祉・医療費を節減して，国を治す大医になれるかもしれない。

　患者は足が痛いと，歩行をしなくなり，老人では引きこもりがちになる。足が痛くても，日常生活に最低限度の歩行は必要なので，痛みを常に抱えて一日を過ごすことになり，ストレスから胃潰瘍や自律神経の不調を起こしかねない。足が痛いと外出を渋り，うつ傾向を助長し，心身症を起こして，体のあちこちに不調を訴える。人間は動物，動く物であるから，足が痛くて動かなければ動物でなくなる。すなわち死ぬことになる。

　一方で，足が完治し，痛みが完全になくならなければ満足しない患者も多い。「痛いから歩かない」，「歩かないから足が弱る」，「弱るからちょっと歩いても痛む」という悪循環はよく見かける。

　足に限らず，好きなことなら少々の痛みは気にせずに，ゴルフに

ハイキングと趣味に生きる人も多い。足を治すより，「このまま歩けなくなるのでは」など過度の心配を取り除き，患者の心を趣味や生きがいに向けさせれば，痛みの閾値は上がる。そうなれば，歩くから足は丈夫になり，丈夫になるからもっと歩けるという良循環に入って，足は自然に治る。

足だけ診ないで，患者の体も心も診られるのが診療所の醍醐味である。

② 診療所だからできること，できないこと

患者に運動を指示すると，できない理由を百も並べる。同じように，診療所だからできないことも，言い出せば百は下らない。

災害時の報道で，「CTどころかX線写真一つ撮れないので，骨折の治療ができない」と嘆く医者の姿を見た。非常時と日常を，診療所と大病院にたとえれば，「あれも足りない」「これも足りない」から，診療所では何もできないということになる。

しかし，骨折などは放っておけば，大半は自分で治ってくれる。骨折を疑えば，副木を当て荷重をしないように指示するだけで，レントゲンがなくとも，3日もすれば診断はつく。医者が骨折を疑うほどの打撲なら，短期の安静と非荷重が悪いはずはない。3日経って，足を着いてもあまり痛みなく荷重できれば，打撲だろうし，まだ痛くて荷重できなければ，骨折に違いない。

見て触って動かしてみて，それでも迷えば，2世紀も前のフランスまで戻り，マルゲーニュの圧痛（Malgaigne tenderness）でも持ちだすことになるが，3日間の経過観察より優れた診断機器はない。

最近，骨挫傷（bone bruise）という病名を耳にするようになった。

患者は「MRIでしかわからない（難しい）治りの悪い骨折だ」と言われたと来院する。「治りの悪い骨の打撲（bruise）だ」とか，「MRI

でしかわからない，軽いひびだ」と説明すると，安心して帰って行く。X線写真で骨折が見つからないので，「（X線写真で）骨折が（写ら）ないから，打撲（捻挫）だ」と言うのはまだよいが，MRIまで撮った手前，仕方がないのかもしれないが，「骨挫傷」とは言い訳より，脅しに近い。

距骨滑車や大腿骨顆部，大腿骨頭，椎体などの骨挫傷や骨髄浮腫のMRI所見は，将来の骨軟骨障害や骨壊死に関係するかもしれないが，とりあえずの骨折，捻挫，打撲の治療には無用の長物である。

骨折であろうと骨挫傷であろうと，X線写真に骨折が写ろうと写るまいと，足を着いて痛ければ，荷重せずに3日間の安静で経過を診るのが，診られるのが，診療所の利点である。

初期に見逃す裂離骨折でも，3週間もすれば骨吸収が起こって見やすくなるし，6週間もすれば仮骨もハッキリして骨折の診断は容易になる。早期リハビリと称して，痛がる患者に荷重や運動を強いてよいことはひとつもない。昔のRSD，今のCRPS（複合性局所疼痛症候群）という怖い怪物もいる。

自然災害の大国日本において，電気，水道が止まる事態に遭遇する機会は誰にでもある。そんなときに，診療所にとって「はれの舞台」と張り切って対処する気構えで，日頃の診療に臨んでほしい。

Ⅱ 診療所での足の診断

7 診療所でよりよく足を治すために

1 人間は考える葦である，人間は歩く葦（足）である

　「人間は考える葦である」と言ったのは，フランスの偉大な物理学者で，哲学者でもあったパスカルである。諸説いろいろあるが，「葦とは軽き物，取るに足らない物」という意味で，「考える，思考することが，軽き人間を偉大な存在に位置づける」と言いたかったのであろう。

　ところで，考古学者が掘り出した化石を，人間の骨とするか否かは，足の骨が決め手になる。簡単に言えば，常時直立二足歩行をしていた形跡が骨にのこっていれば人間，なければ猿である。足のアーチ，長大な踵骨突起，前方の骨皮質が厚い脛骨などであるが，考えることと二足歩行は関係するのだろうか。

　考古学者は，直立二足歩行の結果，前足が自由になり手を持ったこと，脊椎の上に頭を載せ，重い脳を支えられるようになったこと，喉頭が下がり声門から唇までの距離が長くなり，発声の音域が広がったことを挙げている。

　手は，棍棒を持って初めての道具，武器とし，動物で初めて火を扱えるようになった。四脚の時代にはぶら下げていた頭を脊椎に載せ，大脳が発達する可能性を開いた。音域の広がった唸り声は，や

がて言葉の獲得につながり，知識や意志の空間を越えての伝達が可能となった。さらにそれらは組み合わさって，脳の産み出した知識を言葉にして周囲に伝え，手で文字を書くことにより，時間を越えて知識を子孫に伝え，文明につなげていった。

　人間が常時直立歩行に踏み切ったことが，現在の万物の霊長としての位置を築いたと言える。強引にこじつければ，歩くことは考えることであり，人間は「考える葦」と同時に「考える足」とも言える。

❷ 足で歩いて病気を治す

　歩く，常時直立二足歩行をすることは，単に足を交互に前に出すという単純な運動ではなく，全身を使ってバランスをとり，エネルギーの消費効率を最大にする複雑な系である。にもかかわらず，歩行は人間を定義するほど，人間の基本に組み込まれたものなので，誰でも可能な運動でもある。

　すなわち，歩行は誰でもできる，全身の複雑な系をすべて使う，効率のよい運動である。それこそ，頭のてっぺんから足の先まで，骨，関節，筋，腱，血管から脳，脊髄，末梢神経，循環器，呼吸器，消化器まですべてが動員され，それがバランス良く能率的に使われる。

　人類が二足歩行を開始して数百万年経つが，時には走り，登り，泳ぎもしたが，その大半の時間は歩くことに費やしてきた。現代社会では，数百万年の伝統に逆らって座ったきりの生活を送るようになり，メタボだ，ロコモだに始まり，引きこもりだのうつだのと，病気をつくり出している。

　暴論と言われるだろうが，癌だろうとアルツハイマーであろうと，歩ければ病気ではないと考えればよい。痛いのだけは御免だが，人間はいつかは死ぬのだから，歩けているうちは病気ではないと開き直っているほうが，病気も治って幸せに過ごせる。

Ⅱ 診療所での足の診断

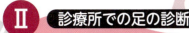

8 足を知る

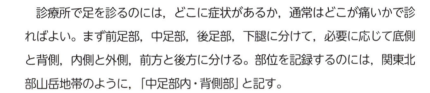

　診療所で足を診るのには，どこに症状があるか，通常はどこが痛いかで診ればよい。まず前足部，中足部，後足部，下腿に分けて，必要に応じて底側と背側，内側と外側，前方と後方に分ける。部位を記録するのには，関東北部山岳地帯のように，「中足部内・背側部」と記す。

1 足の指標

　表面解剖学で習ったように，足部にも指標となる部位がある。腓骨頭，脛骨隆起，外果下端，内果下端，踵骨アキレス腱付着部，舟状骨内側，第5中足骨中枢端，第1中足骨骨頭内側，第5中足骨骨頭外側，母趾，第2趾，第3趾，第4趾，小趾趾先が主な指標となり，「前橋から北に15km」と言うように，内果下端から前方2横指の部位と表す（ちなみに，横指とは指の幅のことであり，著者の場合は1横指が1.5cm，2横指が3cmである）。

　今さら解剖学でもあるまいが，最低限の解剖の知識は必要である（図1，図2）。

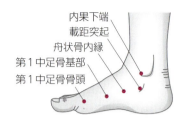
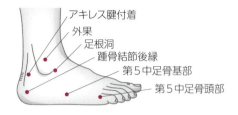

図1　足の内側の指標　　図2　足の外側の指標

❷ 足の骨格（図3，図4）

　脚には2本の骨があり，内側の太い骨を脛骨（tibia），外側の細い骨を腓骨（fibula）と呼ぶ．脛骨下端内側のふくらみを内果（medial malleolus），腓骨下端のふくらみを外果（lateral malleolus）という．脛骨下端の水平部分を天蓋（plafond）という．外果は内果より1cm長く，1cm後方に位置する．

　距腿関節（talocrural joint）は，狭義の足関節（ankle joint）で，脛骨天蓋部と内果，外果でつくられた「凹」に，距骨滑車（talar trochlea）の「凸」がはまり込んでできた鞍馬関節（saddle joint）である．距腿関節の回転軸は外果と内果を結んだ線で，背屈［dorsal flexion（伸展；extensionとも）］と底屈［plantar flexion（屈曲；flexionとも）］を行う．その関節可動域（range of motion；ROM）は正常で背屈20°，底屈40°である．

　距骨下関節（subtalar joint）は，距骨とその下にある踵骨（calcaneus）の間の関節である．この距骨下関節の回転軸は後下外方から前上内方に走り，踵骨を内反，外反させる．狭義の足関節は距腿関節のみを指すが，距腿関節と距骨下関節を併せて広義の足関節と呼ぶこともある．これは，両関節が共同して自在継手（universal joint）として働き，どんな地形でも足底を地面に密着

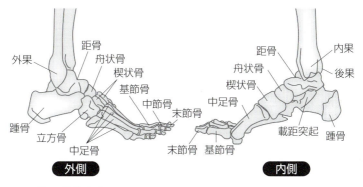

図3 足の骨格（1）

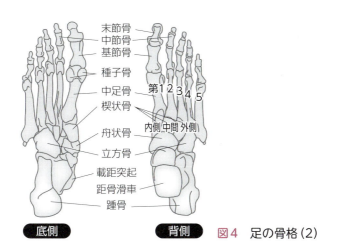

図4 足の骨格（2）

させるからである。

　距骨には前方から頭部，頸部，体部の3つの部分があり，頭部は舟状骨（navicular bone）と距舟関節（talonavicular joint）をつくる。

　踵骨には前方から頸部，体部，隆起部の3つの部分があり，頸部は立方骨（cuboid）と踵立方関節（calcaneocuboid joint）をつくり，隆起部の後方にはアキレス腱が付着する。距舟関節と踵立方関節を併せて，ショパール（Chopart）関節と呼ぶ。

舟状骨は内側に位置し，後方で距骨と接し，前方では第1，第2，第3（内側，中間，外側）楔状骨〔first, second, third (medial, intermediate, lateral)cuneiform〕と第1，第2，第3（内側，中間，外側）舟状楔状関節（navicular-cuneiform joint）をつくる。舟状骨は内側縦アーチの頂点に位置し，要石（keystone）となっている。舟状骨内側の粗面には後脛骨筋腱（posterior tibial tendon）が付着する。

　第1，第2，第3楔状骨は，それぞれ第1，第2，第3中足骨（metatarsus）と接し，中足楔状関節（metatarsocuneiform joint；MTC関節）を形成する。第1，第3楔状骨は長く，間の第2楔状骨は短いので「凹」の臍孔をつくり，そこに第2中足骨基部がはまり込む。そのため，第2中足骨はしっかりと固定されているため動かないので，足の基準軸は第2中足骨とされている（手では第3中手骨）。

　立方骨は踵骨の前方，外側に位置し，第4，第5中足骨と中足立方関節をつくる。この中足立方関節と中足楔状関節とを併せて，リスフラン（Lisfranc）関節と呼ぶ。

　中足骨は基節骨と中足趾節関節（metatarsophalangeal joint；MTP関節），基節骨は中節骨と近位趾節間関節（proximal interphalangeal joint；PIP関節），中節骨は末節骨と遠位趾節間関節（distal interphalangeal joint；DIP関節）をつくる。ただし，母趾（第1趾）は2趾節で中節骨がないので，基節骨は末節骨と直接接し，趾節間関節（interphalangeal joint；IP関節）をつくる。

３ 足の筋肉

　足の筋肉は，大きく足外筋と足内筋，伸筋と屈筋，趾と足関節を動かす筋に分けられる。

　足外筋は下腿にあり，足内筋は足部にある。

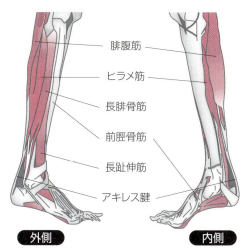

外側　　　内側　　図5　下腿の筋肉

下腿の後方には，深層内側から外側に長母趾屈筋，長総趾屈筋，後脛骨筋，短腓骨筋，長腓骨筋がある。浅層には下腿三頭筋であるヒラメ筋と腓腹筋があり，末梢でアキレス腱となって踵骨に停止する。下腿前方部には，前脛骨筋，長母趾伸筋，長趾伸筋がある（図5，図6）。

足部には多くの筋肉がある。足底には短母趾屈筋，母趾内転筋（横頭・斜頭），短趾屈筋，短小趾屈筋，母趾外転筋，小趾外転筋，骨間筋，虫様筋，足底方形筋などの筋肉があり，趾の巧緻運動やアーチの形成に役立っている。足背には短母趾伸筋，短趾伸筋，短小趾伸筋などがある（図7）。

4 足の神経

第4，第5腰髄，第1，第2，第3仙髄から出た神経根が一緒になった坐骨神経は，膝の後ろで脛骨神経と総腓骨神経に分かれる。

脛骨神経は主に下腿で足の底屈筋を支配し，内果の後方から下方

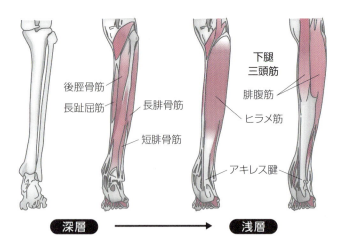

図6 下腿後面の筋肉

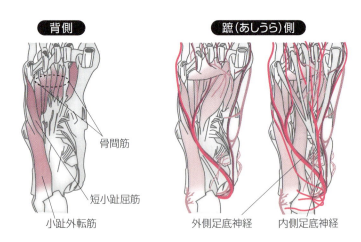

図7 足底と筋肉と神経

を通り，踵の知覚神経を出した後，内側と外側の足底神経に分かれている。内側足底神経は足底内側と内側の3本の趾，第4趾の内側の知覚と，母趾外転筋と短母趾屈筋，短趾屈筋，第1虫様筋を支配している。外側足底神経は足底外側，第4趾外側，第5趾の知覚と，

母趾内転筋，足底方形筋，短小趾屈筋，小趾外転筋，骨間筋，第2，第3，第4虫様筋を支配している(図7，図8)。

膝窩部で分かれた総腓骨神経は腓骨頭の下を回り，さらに浅腓骨神経と深腓骨神経に分かれる。浅腓骨神経は長・短腓骨筋と足背の知覚を支配し，深腓骨神経は前脛骨筋，長・短母趾伸筋，長・短趾伸筋と第1趾間背側の知覚を支配する。

❺ 足の血管

大動脈は総腸骨動脈，外腸骨動脈，大腿動脈となって，血管裂孔を抜けて鼠径部に至る。膝窩部で前脛骨動脈と後脛骨動脈に分かれ，さらに後脛骨動脈は腓骨動脈を分岐する。前脛骨動脈は足背動脈となり足背部を，後脛骨動脈は内果を回って屈筋支帯を潜り，内・外側足底動脈に分かれて足底部を栄養する。足背動脈と外側足底動脈は足底動脈弓をつくり，そこから趾の血行を司る(図8)。

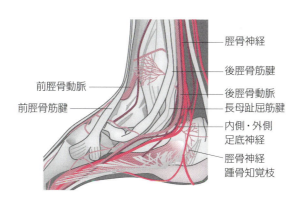

図8　足関節内側の腱，神経，血管

Ⅱ 診療所での足の診断

9 実際の診療に際して

❶ 診察前に

　足は肉体的，精神的，社会的環境を大きく反映するので，足を診るためには患者の環境をまず知らなければならない。診療所でも問診の手間暇を避けるために，初診時に問診票を書かせることが多い。これには一長一短があり，長所は漏れがないし，漏れたときの責任逃れに使えることだが，やはり細かいニュアンスは患者の話す言葉を聞くには遠く及ばない。

　患者に「そこに書いたじゃないですか」と非難されても，問診票を見ながら「やはり，あなたの口から聞いたほうが細かいことがわかるから」と頑張ってほしい。病気を診断し治療することも大事だが，患者の求めるものを知り，欲するものを与えることが一番である。

　カルテに保険証のコピーを貼っておくのもよい。保険証1枚の情報から，年齢，性別，住所，さらには働いているか，職業，勤め先と，いろいろ基礎知識を仕入れることができる。

② 診断と治療

　西洋医学では診察して診断をつけ，それに即した治療を行うことになっている。特に，エビデンスとガイドラインが尊ばれる昨今では，診断は診断，治療は治療で別物と考える節もうかがえる。しかし，診療所では診断と治療は同時並行，混然一体であり，「診断がつかないから治療ができない」などとは口が裂けても言ってはならない。エビデンスがあろうとなかろうと，ガイドラインで何と書かれていようと，目の前の患者が満足してくれれば勝ち，不満を残せば負けの真剣勝負である。

③ 全身を診る

　勝負は患者が診察室に入って来たときから始まる。まさに戸の開け閉めから情報を得て推理を始める。顔つきは，服装は，歩き方は，椅子のかけ方は，しゃべり方はなど，「黙って座ればピタリとわかる」という易者の気構えである。主訴を聞く前に，肉体的，精神的，社会的バックグラウンドを理解しておくことは，診断ばかりでなく治療を計画する上にも非常に役立つ。

④ 歩き方を診る

　診療所で足を診るときには，患者が構えずに歩くときの歩き方を診ることが特に大切である。どの患者にも自分の抱えている痛み，不安は大きいので，いざ医者に診察を受けようとなると，大げさになったり，逆に怖いことを言われないように軽く言ったりすることが少なくない。診療に疲れてくると，「痛くて歩けない人が，歩いて入ってくる訳はない」，だから「あなたは痛くて歩けないのでは

なくて，歩けないほど痛いのですよね」と皮肉っぽく言うことにもなる。

　勿論，担がれて来たり，車椅子で来たりすれば当然歩けない訳で，それ以上の情報は得られないが，跛行の状態など，歩き具合はとても重要の所見である。

❺ 靴を診る

　旅館の番頭さんは，お客の履物の善し悪しで，上客かどうかを判断したという。昔は靴を脱いで，スリッパに履き替え診察室に入ってきたので，わざわざ「靴を持って来て下さい」と頼んだものだった。今では靴のまま入ってくるのが普通だが，時には看護師さんが気を利かし，早く足を出せるようにとスリッパに履き替えさせていて，苦笑することもある。いつも履いている靴を見たいのだが，「今日は医者に来るので，外出用の靴で来ました」と言われて，困ることもある。

　いずれにしても，靴は診療所で足を診るときには，重要な所見を提供してくれる。靴底の減り方で歩き方がわかるのは皆知っているが，ペンライトで靴の中を照らしてみれば，汗染みや内張りの破損などからも重要なことがいろいろわかる。

　最近，母親の間で話題になっている浮き趾は，フット・プリントや高価な足底圧測定器で診断されるが，実はまったく当てにならない。趾が写っていようといまいと，子供が履いている靴の中敷きに，趾の汗染みの痕があれば，100%浮き趾ではない。

　女性のハンマー・トウも話題になっているが，ハイヒールやパンプスをひっくり返して，先玉（靴の先端部分）の天井を見て，裏張りがすり切れていれば，それだけで診断がつく。改めて患者の足を診れば，PIP関節の背側が黒ずんでいたり，胼胝・鶏眼の花盛りだっ

たりで，ハンマー・トウの診断が確かめられる。

　靴に長い間力が加われば，すり減ったり破れたりする訳だが，相手が地面でなく人間の足だと，逆に増殖，肥厚することもある。足がすり減ったり破れたりすれば，靴ずれや赤むけになるが，場合によっては胼胝や鶏眼のように増殖，肥厚する。これらは重要な所見になる一方で，超長時間の記録器つき圧測定装置での測定結果であることを忘れてはならない。靴はたかだか1〜2年でだが，胼胝・鶏眼は数年から十数年。この考えを骨格まで広げれば，一生涯の成長，活動，老化の長大な足底圧測定記録と言える。

　話は前後するが，履いてくる靴も重要な情報源である。男女差別をする訳ではないが，足の訴えは女性のファッショナブルな靴に関するものが多い。足の専門外来では，「どうしても10cmのピンポイントのハイヒールを履いて，痛くなく社交ダンスを踊りたい」と言うシニア・レディーの無理難題に対処せねばならないが，診療所では冠婚葬祭，父兄会，同窓会に履くパンプスに対応すればよい。それでも，男性のビジネス・シューズより難しいが，女性の患者が「普通の靴を履いても痛い」「普通の靴で痛くなく歩きたい」と言われたときには，普通の靴がパンプスなのか，スニーカーなのかを確かめておかなければ，あとで痛い目に合う。患者の求めるものに適切に応じるのが診療所の診療である。

　ファッションと言えば，患者が入って来たとき，服装，身だしなみから，態度や受け答えにも，一瞥を払う必要がある。別に，金離れがよさそうか，クレーマーやモンスターではないかを確かめる訳ではない。心身症に代表される精神的症状の身体表現の部位としては，腰，肩に次いで足が多い。また，同じ外界と接する部位ではあっても手と違い，片足だけ休ませるという芸当ができない。だから日常生活で避けることができない歩行を行う足は，基礎疾患から過労まで，風貌に変化をもたらすような身体状況が，症状として著明に現

れる部位でもある。

　言えば切りがないが，まずは患者が診察室に入った瞬間から，視診が始まる。

⑥ 聞いて診る

　診療所での問診はシンプルかつ能率的でなければならない。足の疾患は単純なので，問診で診断し，触診で確定し，残った疑問をX線写真や検査，診断的治療で補足する。ガイドライン全盛の昨今では，チャートでいちいちチェックしたり，診断基準に沿って逐一聞いたり診たりする傾向がある。しかし，「こんな疾患が足にはあるんだ」「こんな疾患は足にそんな症状を起こすんだ」という簡単な知識さえ知っていれば，大半を省略して診断に到達しうる。

　医療の中で診察は，AI（人工知能）に取って代わられる有力候補に挙げられているが，少なくても足の診察は，ビッグ・データやディープ・ラーニングに頼って特徴を抽出しなくても簡単に行えるので，負けることはない。テーブルのパン屑を払うのに，お掃除ロボットのルンバ（Roomba®）を持ち出すより，手で払ったほうが早い。しかし，少々コツを知らなければ，隅から隅まで，生真面目に，そして飽きもせず，疲れもしないルンバに勝つことは難しい。

　エビデンスやガイドラインをしばらく忘れ，人工知能をからかいながら，ミステリー小説を読み解くごとく，診療所で足を診るのを楽しもう。最初に断らなければならないが，これから紹介するコツやアドバイスには，エビデンスはない。短い医者人生の限られた経験から，怠けるために必死に努力した結果の知恵である。

7 治療は手当

　診療所で成功する秘訣は「手当」である。文字通り，手を当てて触って，なで回してほしい。最近はX線ばかりでなく，手軽で便利なエコーも診療所で使えるようになり，頼もしい限りである。しかし，患者の満足を得る一番の近道は，診断の近道と同じ触診である。「あの先生は触ってもくれない」というのはよく聞く患者の不満であるが，足を診察するのに靴や靴下を脱がさない医者がいることも事実である。多くの先生が足は診ても，足の裏までは診ない，足には触らないのではないだろうか。

　とは言っても，日常診療で頭のてっぺんから足の先まで，くまなく見て触ることは不可能である。省ける手間は省き，肝心なところには手間暇をかけることが大切である。そのために，怪我と病気はすぐに区別がつくので，まずは怪我と病気で手順を変える。

　怪我の場合は，まず原因の部位と症状の部位が一致しているので，訴えのある部分，簡単に言えば痛がっている部分さえ診れば，大体は用が足りる。ただし同じ怪我でも，痛み以外の痺れや動かしにくいなどの訴え，受傷から長時間経過した慢性期では，その部位の外傷以外による疾患の関与の可能性が増えるので気をつけなければならない。しかし，その場合は，改めて範囲を広げて診察しても手遅れにはならないので，まずは受傷部位を診る。

8 どこが痛いですか？

　「どこが痛いですか？」。これが，診療所での足の診察の始まりである。普通はこれで十分だが，「あんよが痛い」と言ってきた子どもの足を診ていたら，実は股関節炎だった苦い経験もある。お年寄りでは，呆けが進むと痛覚も低下してくるので，骨折の患者の足を

いじくりまくったあげく，X線写真で骨折がわかり，冷や汗をかいたこともある。糖尿病の患者では，踵骨骨折やアキレス腱断裂の直後であるにもかかわらず，「歩き難い」と言いながら，歩いて来診することさえある。でも，大半は痛いところに怪我があり，骨折したばかりの患者が痛み以外を訴えて受診することはない。

　怪我を想定しているのだから，痛がらせないように，しかし見落としをしないように，まずは足全体を診よう（表1）。一度痛がらせると，患者は怖がって緊張し，診察が難しくなるので，圧痛や運動痛を診るのは最後の1回だけと覚悟する。

⑨ 症状から診る足

　症状（訴え）は「痛い」が圧倒的に多く，「痺れる（感じない）」「腫れる（むくむ）」「動かない」「ピクピクする」「熱い」「冷たい」と，多種多様である。痛いにも「ズキズキ」から始まって，「キリキリ」「ピリピリ」といろいろある。ちょっと面倒くさいが，患者の言葉でそのままカルテに残すことが，重要な手がかりになることがある。

　痛みは，痛覚を司る末梢神経の自由終末の単なる刺激と考えられていたが，閾値の変化や，疼痛と炎症の相互作用，不安など中枢神経系の関与など，より複雑なものととらえられるようになった。

　足が痛い原因はいろいろあるが，炎症が大きく関与する。炎症は外力，運動，感染，代謝異常など種々の原因で起こり，疼痛に加えて，腫脹，発赤，発熱という徴候を生じる。原因が何であれ，一度炎症が起きれば，炎症が炎症を起こすという悪循環に陥り，増悪する。その上，疼痛自体が炎症を起こし，悪循環の1つのリングを形成する。しかし，一定限度までは，自己治癒力，ホメオスターシス，恒常性の維持力，緩衝系，ネガティブ・フィードバックなどと表現される復元性により，炎症は自然に解消する。

表1 足が痛いときに疑われる病変

母趾	外反母趾，強剛母趾，種子骨障害，巻き爪，陥入爪，爪下血腫，グロームス腫瘍，タフ・トウ，痛風，絞扼性神経症，前足根管症候群
小趾	内反小趾，末節中節癒合症，副爪，趾間鶏眼，合趾症，多趾症，骨折，脱臼，趾間裂傷，癜疽
第2～第4趾	槌趾（ハンマー・トウ，マレット・トウ），モートン（偽）神経腫，モートン病，モートン母趾，中足骨短縮症，フライバーグ病，骨折，脱臼，外反母趾によるMTP関節脱臼
趾部	リウマチ，骨折，脱臼，胼胝，鶏眼，白癬症，糖尿病性潰瘍・壊死，Buerger病（閉塞性血栓血管炎），癜疽，陥入爪，巻き爪，スプーン爪，凍瘡（霜焼け），凍傷，熱傷，低温火傷，腰部椎間板ヘルニア，帯状疱疹，糖尿病性神経症，末梢神経炎
中足部	有痛性外脛骨，リスフラン関節変形性関節症，リスフラン靱帯損傷，ショパール関節変形性関節症，マーチ骨折，ジョーンズ骨折，下駄骨折
後足部内側	後脛骨筋腱機能不全，足根管症候群，先天性足根骨癒合症（距骨下関節）
後足部外側	足根洞症候群，距骨下関節不安定症，腓骨筋腱痙縮性扁平足，踵舟棒〔先天性足根骨癒合症（踵舟関節）〕，踵骨前方突起骨折（陳旧性，偽関節），距骨外側突起骨折（陳旧性，偽関節），二分靱帯損傷，立方骨骨折（陳旧性，圧迫骨折），頸靱帯損傷，距踵骨間靱帯損傷，距骨下関節変形性関節症
後足部足底部	足底腱膜炎，踵骨棘，踵部脂肪体萎縮，足底線維腫症（デュプイトラン拘縮），足底神経鞘腫，短趾屈筋腱付着部炎
足関節	足関節変形性関節症，骨軟骨障害（骨軟骨骨折，離断性骨軟骨炎），骨軟骨腫，滑液膜インピンジメント
足関節前方	伸筋支帯腱鞘炎，深腓骨神経エントラップメント・ニューロパシー，先天性足根骨癒合症（距舟関節，楔舟関節），変形性関節症（距舟関節，楔舟関節），距骨嘴
踵部後側	アキレス腱付着部炎，ハグランド変形，滑液包炎（アキレス腱前方部，後方部），パンプ・バンプ，三角骨障害，長母趾屈筋腱腱鞘炎

　これは痛みにも適応され，外力や炎症が痛みを生じても，一定の限度内であれば，自己治癒力によって解消される。そして，炎症と疼痛の悪循環も解消され，疼痛が減るので炎症が治まり，炎症が治まるから疼痛も軽減するという良循環となり，治癒する。そればか

りか，繰り返される自己治癒力以内の刺激は，防御能を向上させ，炎症が悪循環で増悪する閾値を高め，生体の能力増強に寄与する。簡単に言えば，裸足で走っていれば肉刺が胼胝になり，少々の悪路を走って痛くなくなるたとえである。

Ⅲ 診療所で遭遇する足の疾患

Ⅲ 診療所で遭遇する足の疾患

1. 足の怪我と病気

1 外反母趾

病態

母趾が外反する変形で，母趾は付け根（MTP関節）で小趾側（外側）に曲がり（外反），「く」の字状になる（図1〜図3）。母趾の付け根の内側が靴に当たり，軟部組織が肥厚して瘤状にふくらみ（バニオン），炎症を起こして痛む。また，変形による醜状そのものが主訴である。

病因

女性に9：1と多く，女性，遺伝，ハイヒールが三大原因である（図4）。遺伝的素因のある女性がハイヒールを履いて起こす症例が大半ではあるが，ハイヒールを履く以前の10歳代前半から発症する若年性外反母趾もある。

大半は，まずは母趾が靴に内側から押されて外側に曲がり，外反する。その外反した母趾が，ハイヒールで足が前に滑るため先端から靴に押されて，さらに外反が増悪する。同時に母趾を介して，中足骨骨頭が中枢内側に向けて押され，中足骨は楔状中足関節（CMT関節）を支点に内反する。母趾の外反，中足骨の内反は，その角度が増加すればするほど，先端からの軸圧の内転・外転ベクトル成分は増加するので，幾何級数的に悪化し，進行する（図5，図6）。

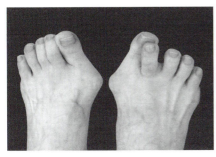
図1 外反母趾（背側）

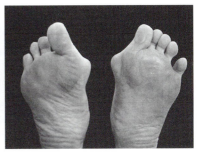
図2 外反母趾（底側）

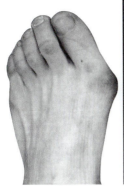
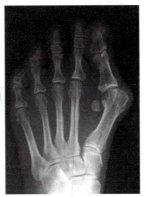
図3 外反母趾の骨格

診断

　外反母趾は立位荷重位正面の足部X線写真での，母趾の中足骨と基節骨の長軸の成す角（外反母趾角）で定義されるが，明確な基準はない。また，第1，第2中足骨長軸の成す角は，M1M2角（第1・第2中足骨間角）も重要な示標となる。覚えやすいので，15°，30°，45°を基準に，外反母趾角が15°までを正常，15〜30°を軽度，30〜45°を中等度，45°以上を重度とし，M1M2角はおおむねその半分程度と覚えればよい。X線写真を撮らずに，足の外側から母趾と中足骨の内側面の成す角度を計測して第1趾足角度とし，外反母趾角との相関が高いという報告から，これに代用することもあ

る。第1趾足角度16°が外反母趾角20°に相当するとして，これ以上を外反母趾とする報告もある。しかし，これらはあくまで学問的定義であり，臨床的には，患者が痛くて履きたい靴が履けなかったり，母趾の曲がった格好が嫌だと感じて，医者がそれを無理からぬと思えば，外反母趾であると言ってよい。

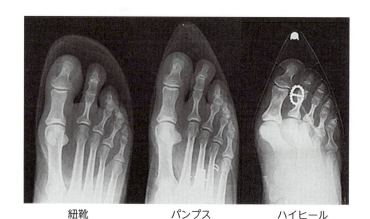

紐靴　　　　　パンプス　　　　ハイヒール

図4　靴による足の変化

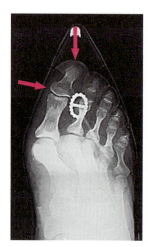

図5　母趾にかかる力
横から押され，さらに前からも押される

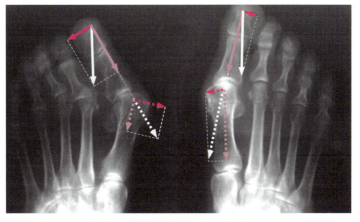

図6 外反母趾（左）と正常足（右）に働く応力
左：白色実線は外反母趾で母趾が前から受ける力，赤色実線はこの力が母趾を外反させる回転ベクトル成分，薄赤色実線は中足骨骨頭を押す長軸ベクトル成分であり，これはその延長線上で白色点線の中足骨骨頭を押す力となる。赤色点線はこの力が中足骨を内反させる回転ベクトル成分，薄赤色点線は中足骨を押す長軸ベクトルとなる
右：正常の場合。同じ前方からの押す力（白色実線）に対する母趾を外反させるベクトル成分も，第1中足骨を内反させるベクトル成分も，外反母趾に比べて小さい

症状

　母趾は小趾側に曲がり，母趾MTP関節内側は突出しているように見える。母趾は外反するばかりでなく外旋するので，爪が内側を向くように見える。母趾の付け根の皮膚は肥厚し，褐色から暗赤色に着色し，乾燥して時にひび割れ，軟部組織の増殖や滑液包の形成により瘤状になる。

　患者は骨が出っ張っていると訴えるが，中足骨骨頭は基節骨が外反し臼蓋から外れて露出するため，骨頭を直接触れるようになり，見ても触れても骨性に隆起したように見えるだけで，実際に骨が増殖隆起する部分は少ない。

　横アーチは平坦化し，中足骨は扇状に開大するので，べったり開き，扁平に見える。第2中足骨骨頭下には胼胝形成を見ることが多く，時に痛みを訴える。母趾の外反外旋の著しい例では，末節の内

側に角質化の著しい胼胝の形成があり，痛むこともある．

経 過

ハイヒールを履く20歳代前半から発症するが，家庭に入ってハイヒールを履かなくなると，変形は治らないが，疼痛は一時期，おさまることが多い．しかし，中等度以上の外反母趾は，その後も歩くだけで変形が進行し，中年以降に，ハイヒールやパンプスでなくても靴が当たって痛むようになり，痛みや靴が履けないと言って再び受診する．

その頃から徐々に前足部の横アーチがつぶれ，足幅が広がり，開張足となる．また，第1中足骨の背屈と，母趾の外反により，母趾の荷重能力は低下し，相対的に外側趾列の加重が増加して，第2，第3中足骨骨頭下の圧が上昇し，疼痛を生じ反応性に胼胝を形成する．

さらに進行すると，外反した母趾は第2趾の下に潜り込み(図7)，第2MTP関節は過伸展を強いられ，最後には第2MTP関節が特段の外傷もないのに脱臼(病的脱臼)する．外傷性脱臼と異なり病的脱臼そのものは痛くないが，脱臼により中足骨骨頭が足底部に突出

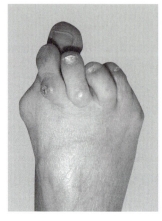

図7 母趾が第2趾の下に潜り込んだ外反母趾

して，有痛性胼胝ができ痛むようになる。

このように，外反母趾の初期には，母趾MTP 関節内側が靴に当たって痛むだけだが，末期には靴を履かないと床に当たって足底部が痛むようになるので，靴を履いても脱いでも痛みに苦しむことになる。

治 療

治療には，薬剤やパッチ類による対症療法，靴の指導や改良，理学・運動療法，装具による保存療法や手術がある。

▼ 薬 剤

軽度の外反母趾でも急に痛くなって来院する患者は少なくない。多くは何らかの刺激で炎症が生じ，その結果，炎症が疼痛を引き起こすと同時に，炎症が疼痛の閾値を下げ，疼痛が炎症を悪化させるため，最初の刺激が消失ないしは軽減した後も，炎症と頭痛の悪循環が解消せず，症状が改善しないので不安になり来院したケースである。このような場合には，炎症か疼痛，または両者をとりあえず強引に沈静化し悪循環を絶ち，逆に炎症が軽くなるので疼痛が改善し，疼痛が改善するので炎症もよくなるという良循環に変えてやる必要がある。この意味合いで，外用，内服，注射を問わず鎮痛消炎薬の使用は単なる対症療法ではなく，根治的治療となる。

靴の中という特殊事情から，鎮痛消炎薬の外用薬としては，湿布よりは軟膏が用いやすい。しかし，何度も軟膏を塗布するのは面倒くさがられるので，昼間は軟膏，夜間は湿布と使い分けるのもよい。前述した通り，炎症と疼痛の悪循環の断絶は重要であるが，外反母趾では変形と靴の圧迫が一次的原因なので，鎮痛消炎薬の内服までは不要である。

▼ ケア・グッズ

　靴による圧迫には，一般に市販されているケア・グッズが意外に効果的である．欧米では靴の歴史が長いせいか，多くのパッチやグッズが売られている（図8，図9）．原理は圧の分散と回避である．フェルトやスポンジでつくったドーナツ型のパッチを貼りつけるタイプが代表的なものであり，孔の形，大きさ，ドーナツの幅もいろいろであるが，意外と圧の集中する部位に貼付するのは難しい．圧の集中部位にドーナツの孔を合わせ，ドーナツの厚さで回りを盛り上げて圧を支え，孔の部分の圧を回避するわけである．しかし，ちょっとズレて圧迫部にドーナツが当たると，かえって痛みは悪化することになる．初めは合っていて楽だったのに，靴を履いて歩いている間にズレてしまい，痛くなることも少なくない．

　こんなときには，単純にフェルトやスポンジの緩衝材を貼りつける絆創膏タイプも有効である．全体を覆うのだから，合う合わないや，ズレてしまうという恐れはない．ただし，緩衝作用が大きいからといって厚すぎるパッチを貼ると，かえって靴による圧迫が強くなるので，兼ね合いが大切である．滑りやすいプラスチック・フィルムでできたガーゼつきの安価なバンドエイド®が，圧迫力も剪断力も回避できて意外と使いやすい．

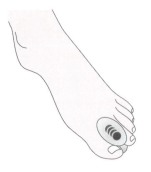

図8　第1・第2趾間のフット・インサーター

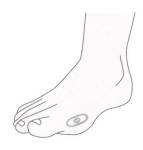

図9　ドーナツ型パッチ

▼ 装　具

　外反母趾には装具と称して多くのケア・グッズが市販されている。母趾と第2趾の間に挟んで外転（内反）させる三角形のセパレーター・タイプ，バネや伸縮性繊維で母趾を引っ張って外転させるベルクマン装具のタイプ，第1中足骨の内反が外反母趾の原因として前足部をサポーターで締めつけるタイプ，外反母趾により縦横のアーチが潰れるのを防ぐ，アーチ・サポートと中足骨パッドに大別される。

　原理的には，現在わかっている外反母趾の病因や症状，変形に対処していることにはなっているが，外反母趾が靴を履いて体重をかけながら歩行することにより進行することを考えると，靴の中で装用するタイプには限界がある。かえって，通常使用している靴の中に，無理矢理余計なグッズを挿入することにより，靴が合わなくなる逆効果のほうが大きい。といって，夜間装具として使用するベルクマン型の装具（図10）にも，改善を期せるほどの効果はない。

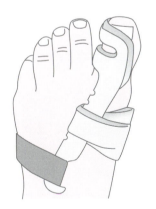

図10　ベルクマン型外反母趾夜間装具

▼ 靴

　外反母趾に限らず，足の疾患には靴が重要である。外反母趾によい靴といっても，外反母趾になりにくい靴と，外反母趾の患者が履

いても痛みの少ない靴とは別物である。残念ながら，履くと外反母趾が治るという靴はない。

外反母趾の予防のためには，ヒールは 3cm までで，先端が内側に寄って（内振れ）いて，先が三角形でなく四角形（スクエアー）で，靴の中で趾を動かせる靴を選ぶ。

外反母趾の痛みの軽減には，MTP 関節部での圧迫を避けるため，幅広の靴が好まれる。靴の幅は JIS 規格で母趾と小趾の MTP 関節部を結んだ周径（ウィズ）で表される。長さは cm で表示され，0.5cm 刻みであるが，周径は平均値を E と呼び，狭い人には D，C，B，A となり，広い人には 2E，3E，4E，F，G と 0.3cm 刻みで規定されている。ちなみに，靴の JIS 規格には男性，女性，子供の 3 種類がある。

多くの靴は JIS 規格に基づき，おおむね相似形に拡大縮小されているので，幅広の靴は踵も中足部も広くなる。外反母趾の患者の足は生まれつき幅広の足ではなく，外反母趾という疾患のために，母趾と小趾の MTP 関節間の幅だけ拡大しているのであり，踵や中足部の幅は変わっていない。したがって，外反母趾の患者が周径に合わせて靴を選ぶと，踵や中足部は広すぎて，脱げやすかったり，ピッタリしない靴になる。だから，外反母趾の患者が靴を選ぶときには，外反母趾になる前のサイズを思い出して靴を選び，母趾の付け根で，足に当たって痛い部位の靴革を伸ばして広げてもらうのが正解である。

最近はシューフィッターという資格を持った店員も増え，球環鋏（図11）やシューキーパーという道具で，対処してもらえる靴屋も増えている。シューフィッターの養成機関である一般社団法人「足と靴と健康協議会（FHA）」のホームページ（http://fha.gr.jp/）でシューフィッターのいる靴屋を紹介しているので，参考にするとよい。しかし，靴の修正で痛くない靴ができるかどうかは，一に外反

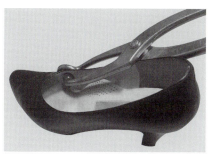
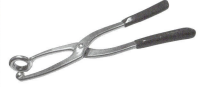

図11 球環鋏でバニオン部を押し広げる

母趾の程度であり，シューフィッターの手腕，求める靴の性状にもよるので，限界はある。

▼ 手　術

疼痛があり，保存療法で改善せず，外反母趾角（HV角）が30°，中足骨間角（IM角）が15°を超えれば，手術適応がある。中等症までは中足骨の末梢部，重症では基部で第1中足骨の矯正骨切り術を行う（図12）。前述した如く，多くの患者が母趾の付け根の骨が出っ張ってと訴え，骨を削って下さいと来診するが，骨頭の内側の骨を削るだけの手術は現在行われない。

手術は入院して，麻酔下に駆血帯を使用して行い，入院は1〜3週間である。両側同時に行うことも可能で，その場合は3〜4週間の松葉杖歩行を要する。片側であれば，手術翌日より，片側踵歩行が可能である。通勤可能であれば，机上勤務は1〜3週間程度の休業で復帰できる。独歩が可能な健康状態であれば手術時年齢には制限がない。著者の開発したDLMO法（図13）は，局所麻酔，外来手術で行え，効果は一般の外反母趾手術に劣らないが，可能な施設は限られる。

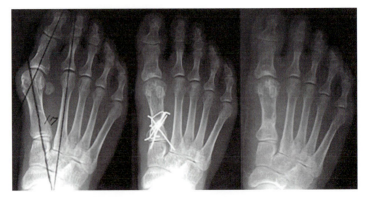

図12 中足骨基部の骨切り術による外反母趾手術

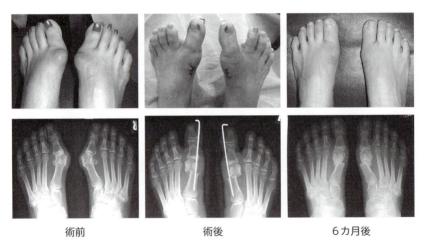

術前 　　　　　　　術後 　　　　　　　6カ月後

図13 著者の開発したDLMO法による外反母趾手術

合併症

　　滑液包炎は外反母趾そのものといえるほど多い。靴の圧迫と足の前方への滑りにより，圧力と剪断応力により母趾MTP関節内側に炎症が起こり，皮下に浸出液が貯留して嚢胞を形成する。貯留液が増えると内圧が上昇し，強い痛みを生じる。これに細菌感染が加わると，化膿性滑液包炎となり，炎症症状は急激に悪化する。滅多に

ないが，隣接した関節腔に感染が波及すると，化膿性関節炎や骨髄炎となることもあるので，糖尿病を合併する場合には注意を要する。貯留液が明らかであれば，感染の確認を兼ねて穿刺して減圧すれば痛みは軽減する。

　靴による圧迫を止めれば数日で改善するが，かえって増悪するようであれば，感染を疑う。

　背側趾神経の絞扼性神経症（エントラップメント・ニューロパシー）は，丁寧に触診すると見つかることが少なくない。趾神経の内背側枝が中足骨骨頭と靴の間に挟まれ起こる。単なる外反母趾の圧迫による痛みと異なり，放散痛とティネル様のピンポイントの圧痛が特徴である。外反母趾の中足骨骨頭にできた骨棘や陥凹部の縁などの突出部と靴の間で神経が圧迫され，肥厚増殖して偽神経腫をつくり，痛みの原因となる。モートンの（偽）神経腫と異なり，荷重による圧迫は受けないので，一般の外反母趾に対する除圧療法を徹底すれば，数カ月で治癒することが多い。その間は，除圧と鎮痛消炎薬の外用で対応し，治りが悪かったり疼痛が激しければ，数回のステロイド剤と局麻剤の注射を試みる。

鑑別診断

強剛母指：痛みがMTP関節背側にあり，過背屈で痛みが増強し，靴を履いたほうが痛みが少ない。見た目や，外側角では母趾MTP関節が外反するように見えるが，骨頭の骨棘や骨増殖のふくらみのためで，X線学的計測では外反母趾角は増大していない。外反母趾が女性に多いのに，強剛母趾が男性に多いのも鑑別点になる。

種子骨障害：痛みがMTP関節底部にあり，裸足で硬い床の上を歩くと増強し，靴を履くと軽減する。種子骨に一致して圧痛があり，外反母趾角は正常である。ランニングなどスポーツをきっかけとすることが多い。

痛風：MTP関節に激しい疼痛があり腫脹する。トフィー（痛風結節）を生じるとバニオン状に腫大する。勿論，圧痛や運動痛もあるが自発痛が強い。健康診断で高尿酸血症を指摘されていることが多い。中年以上の男性に多いことも鑑別点になる。

リウマチ：リウマチで外反母趾を起こすことは多いが，初発症状としては外側趾列のPIP関節やMTP関節のほうが多い。したがって，先にリウマチの診断がついていることが多いので，鑑別に困ることは少ない。

診療所でのコツと限界

　靴で痛がる外反母趾患者の特効薬は，夏のサンダルと冬のブーツである。バニオンに当たる甲革がないサンダルを選べば痛まない。ただ履いたときに当たらないだけでなく，足首がストラップで固定され，足が前に滑らないサンダルを選ぶことが肝腎である。最近は鼻緒がついたサンダルもあるし，下駄でよければ万全である。オープン・エアーで，夏を快適に過ごせるのは，女性患者の特権である。

　冬はブーツの出番である。コツはサンダル同様，足首をしっかり固定して，ブーツの中で足が前に滑らないようにする。足首で固定され足が前に滑らなければ，バニオンが当たらないオーバー・サイズのブーツが選べる。ロングでもハーフでもよいが，足首がしっかり締めつけられることが肝腎で，後ろチャックのものがよい。

　外反母趾角が60°を超え，第2MTP関節が病的脱臼しているような重度の外反母趾患者は，診療所の限界を超えていると考えられている。しかし，患者が手術したくないと言えば，大学病院でも診療所でも，できる治療に大差はない。糖尿病などの合併症で手術できない患者もごまんといる。こんな患者は，サンダルやブーツでは間に合わない。靴としては失格だが，活動性の低い患者には，いわゆるリハビリ・シューズがよい。昔は，リハビリの医療材料の会社

から発売されていたゴム底，スポンジ甲革，ヒールなしのものしかなかったが，今は，インターネットで探せば，スニーカーから介護用品まで無数に売られている．まさに玉石混合だが，スニーカー・タイプの中から，甲革がスポンジでできていて，底が厚くクッション性があるものを選べば，高価，高性能である必要はない（図14）．大学病院で勧めれば怒られるかもしれないが，手術をしない重度の外反母趾症例には診療所ならではの最高の治療である．

ただし，変形による醜状を主訴に来院した患者には，保存的治療は無意味なので，専門医にすぐ紹介したほうがよい．痛みを主訴として来院する患者にも，できれば母趾を真っ直ぐにしたいという患者が多いので，痛みは軽減できても，曲がった趾は真っ直ぐ元に戻すことはできないと，始めから説明したほうがよい．

同じ痛いでも，普通の靴を履いても痛くないようにしてほしいという訴えは微妙である．サンダルやブーツまで普通の靴に入るならかなり粘れるが，ハイヒールやパンプスが普通の靴なら，手術のできる専門医に早めに回したほうがよい．

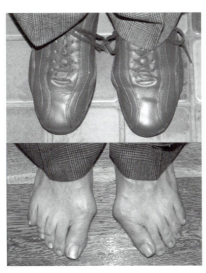

図14 著者が開発した外反母趾用の靴
バニオン部分の革が広がる

Ⅲ 診療所で遭遇する足の疾患

1. 足の怪我と病気
2 強剛母趾

病態

「強剛母趾」「強直母趾」「剛直母趾」といろいろ呼び名があるが，いずれもhallux rigidusの訳語で，その本態は母趾MTP関節の変形性関節症である（図1）。

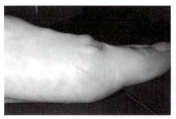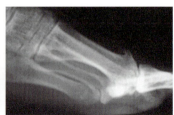

図1　強剛母趾（母趾MTP関節背側の骨棘）

病因

強剛母趾は一般の変形性関節症と同様，加齢や経年変化の結果である。スポーツや格闘技で，母趾のMTP関節を過度に背屈して，強い荷重を繰り返しかけ続けると，通常より早期に，また過剰に骨棘形成や軟骨の消失が起こり，運動時痛を生じ，関節は変形腫大する。

症 状

　変形性関節症としての痛みに加えて，背屈時に母趾MTP関節の背側に著明な痛みがある。母趾MTP関節の中足骨頸部背側と基節骨基部背側に，衝突による著明な骨棘の形成があり，他の変形性関節症と同様，進行すると関節裂隙の狭小化し，最後には関節軟骨が消失して強直となるので，この病名がある。

　剣道などのスポーツで，大きく踏み返したり，日舞で床から立ち上がったりするときに，特に強く痛む。趾を強く背屈させると痛みが酷いが，あまり踏み返しをしなければ歩いても痛くない。したがって，靴を履いたほうが背屈が小さくなり痛みも少ない。母趾のMTP関節が腫大するので，外反母趾と間違える患者もいるが，痛む場所がMTP関節の背側で，外反母趾とは明らかに異なる。

診 断

　母趾MTP関節を過背屈すると，背側に著明な痛みを訴える。関節軟骨が消失すると，通常の関節可動域内でも疼痛を生じるようになり，母趾を把持して骨頭方向に押しつけながら回旋すると，疼痛を訴える。強剛母趾は，靴を履かないほうが痛いのも特徴のひとつである。X線写真では前述したごとく，基節骨基部，中足骨骨頭部に大きな骨棘形成を認め，両者は背屈位で衝突する位置にある。関節裂隙の狭小化に加えて，関節臼の扁平化も起こし，関節全体として大きく見えるようになる。

経 過

　初期には過背屈時の背側の疼痛とX線写真における骨棘の形成のみであるが，関節裂隙の狭小化，軟骨の消失が進むと，可動域が減少する。可動域の減少に伴って，通常の歩行における踏み返しでも相対的に過背屈となり，最初は裸足での歩行での痛みが，徐々に靴

を履いても歩行時に痛むようになる。可動域が消失すると疼痛のために跛行するようになり，患側を軸足とした立ち上がり動作も不可能となる。

治　療

治療には，薬剤による対症療法，靴の指導や改良，理学・運動療法や装具による保存療法や手術がある。

薬　剤

一般の変形性関節症と同様，鎮痛消炎薬の外用，内服が行われる。ステロイド剤と局麻剤の注入は効果があるが一時的なので，通常行わない。

靴と装具

可動域を越え，MTP関節背側縁がヒンジの支点になると，集中する力は非常に大きくなる。しかし，荷重関節ではあるが，関節面に垂直にかかる軸圧は小さいので，過背屈さえ防いでやれば圧力は減り，痛みはなくなる。強剛母趾の進行につれて，可動域は減少し，過背屈となる角度も小さくなるので，過背屈を抑制する装具や靴も可動域の大きさによって決める。

ある程度の可動域が残っていれば，MTP関節を越えて母趾先端まで達する硬性の足底板を処方する。現在市販されている多くの革靴は合成樹脂の靴底なので，靴底の硬さはいろいろである。実際に手で曲げてみて，底が厚くて硬い曲がりにくい靴を選ぶ。可動域がない場合には，ロッカーボトムの靴で踏み返しを代用することが必要だが，装具士に頼む必要があり，専門医に依頼する。

手　術

　関節裂隙が残存し，基節骨を押しつけて軸圧をかけても痛まないようであれば，中足骨骨頭部の楔状骨切除術を行う。関節裂隙が消失して，軸圧で痛み，関節可動域がなければ関節固定術になる。強剛母趾患者は活動性が高いので，人工関節は勧めないが，両側固定すると立ち上がり動作が難しくなるので，片側は人工関節も考える。楔状骨切り術や人工関節は3週間程度で日常生活に復帰できるが，固定術では癒合に3カ月近くかかる。

合併症

　特段の合併症はない。

鑑別診断

　母趾MTP関節に痛みを訴える外反母趾，種子骨障害，痛風があるが，鑑別は容易である。

診療所でのコツと限界

　日常生活から過背屈を徹底的に排除することが，診療所での治療のコツである。歩行荷重時にいつも痛む膝の変形性関節症と違って，強剛母趾は過背屈時だけに痛むから，過背屈だけ避ければ済むし，両側例は少ない。

　まずは，歩幅を狭くする。多くの患者が，大股で力強く歩くことが健康によいと信じ実行しているので，これだけで治る患者もいる。本当は，片側例では健側だけ小股にすればよいのだが，跛行することになり，歩きにくいし，疲れるし，他に痛みが出かねないので，両足歩幅を狭くするよう指導する。健康信奉者は嫌がるが，「歩数を増やして距離は同じにしてよい」と言えば納得してくれる。

　同様な考えであるが，仲居さんや日舞の愛好家には，床から立ち

上がるとき，痛くないほうで荷重して立ち上がってもらう．剣道などの愛好家には，痛いほうの足で踏み込んでもらい，痛い足を後ろに残さないでもらう．要は，痛む場面を想定し，そこでMTP関節を背屈しない方策を考えることである．痛い動作をしなければ痛まない病気だから，痛くて来院する患者は，痛くてもその動作が止められない，止めたくない人だから，避けるように説得しても，なかなか聞き入れてもらえない．しかし，そこは「ああ言えばこう言う」で，手を変え，品を変え，言いくるめるのが診療所ならではの治療である．

　次に，スニーカーやウォーキング・シューズを止めて，底の曲がりにくい靴に変えさせる（図2）．市販の健康志向の靴の大半は，MTP関節で曲がりやすいことを売りにしている．強剛母趾は活動性の高い人に多いので，硬くて曲がりにくいヴィブラム(vibram®)底の靴を勧めても，重いと言われることはあるが，大抵は受けいれてくれる．ただし，昨今は気をつけないと，曲がりやすく足に優しいヴィブラム底という靴もあるので，油断ならない．究極の履き物は下駄とキャラバン・シューズである．下駄は究極の治療用履き物であるが，現代では受け入れていただけない．しかし，空手師範はトレーニングで痛みがないと感激してくれたし，着物で外出するときには下駄にしている料亭の女将もいる．

　反対に，どうしても過背屈をしたい，あるいは避けられない患者は，QOLの観点からも，手術を考えて早期に専門医に紹介する．

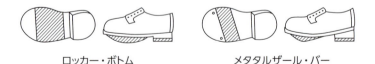

ロッカー・ボトム　　　　メタタルザール・バー

図2　MTP関節背屈を抑制するロッカー・ボトムとメタタルザール・バー

以上の歩容や靴の変更は，強剛母趾だけでなく，外反母趾重症例の第2MTP関節脱臼例，外反母趾術後転移性MTP関節足底部疼痛，モートン病など，MTP関節足底部の疼痛をきたす疾患で，MTP関節背屈防止が保存療法の基本になる症例に共通する。

Ⅲ 診療所で遭遇する足の疾患

1. 足の怪我と病気

③ 母趾種子骨障害

病態

母趾MTP関節の底側には短母趾屈筋腱が走り，その2本に分かれた停止部の中に，各々1個ずつの種子骨がある。この種子骨はランニングなどスポーツによって障害されることが多い一方で，階段の角にぶつけたり，底が薄く硬い靴で長距離を歩く程度での外傷でも起こすことがある。また，分裂種子骨，骨折，疲労骨折，偽関節，骨軟骨障害，無腐性壊死から，周囲組織の損傷や炎症，滑液包炎まで，非常に多くの病態が考えられる。しかし，明らかな外傷があったり，典型的な症例以外は，それらの病態の中での鑑別は難しいので，これらをひっくるめて，母趾種子骨障害と呼んでいる（図1，図2）。

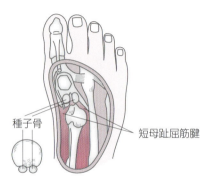

図1 母趾MTP関節底側にある2個の種子骨

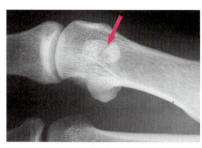
二分種子骨

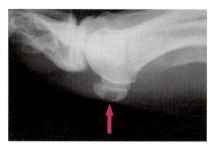
種子骨壊死

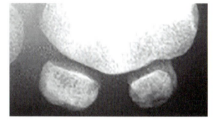
種子骨炎

図2 種子骨障害のいろいろ

病因

外傷か過剰使用，炎症のいずれかが病因であるとしか言えない。

症状

母趾MTP関節足底部に疼痛があり，種子骨に一致して圧痛がある。MTP関節の背屈や荷重で痛みは強くなり，歩行やランニングで悪化する。同部に腫脹熱感，発赤など炎症の徴候を認めることもある。スポーツの中断など安静で改善するが，再開すると症状が再発することが多い。

診断

種子骨部の荷重痛，圧痛によって診断される。X線写真は正常から骨折，感染，壊死，先天奇形を思わせる像まで多種多様である。X線像とその程度と痛みの強さは必ずしも相関しない。既往歴，病

歴とX線所見から，それなりの病名をつけることは可能であるが，痛みの原因である保証はない。また，痛みが消失してもX線像が不変のことも少なくない。

経　過

　疼痛によって運動を止めれば，自然治癒することが多いが，多くは再開すると再発する。外傷歴が明らかで，局所の所見や経過，X線所見も骨折に一致するものは完治するが，その場合は母趾種子骨障害の病名は使わず，種子骨骨折と診断を変更すべきである。しかしながら，骨折そっくりの経過を取り，X線像も吸収，仮骨形成とまさに骨折の経過を取りながら，X線像が正常化してからも症状が改善しない症例も存在する。

治　療

▼ 保存療法

　外傷，過剰使用，炎症のどれが主体かを推定し，固定，運動量の低減，薬剤のどの組み合わせで治療するかを決定する。症状の強さにより，安静固定の程度と期間を決め，NSAIDs（非ステロイド性抗炎症薬）を投与する。細菌感染が否定できれば，数回のステロイド剤，局麻剤の局注も考える。除圧と背屈抑制のためには，メタタルザール・バー（中足楔）かロッカー・ボトムが有効だが，専門的知識と，装具士の協力が必要である。

▼ 手　術

　3カ月以上の保存療法，安静でも，痛みが治癒しなければ，あきらめて痛まない程度に活動を抑えるか，種子骨を摘出する。内外両側種子骨の摘出は新たな疼痛を生じやすく，成績が悪いので行わ

ない。

　競技成績さえ諦めれば，十分な安静と靴や走り方の改善で，スポーツを楽しむ程度には痛みを軽減できる一方，本来，母趾のプッシュ・オフに必要な種子骨を片側でも摘出した後に，よい競技成績が上げられるとは思えないので，筆者は摘出術を好まない。

合併症

　そもそもが症候群であるから，何が主病名で何が合併症と言いにくいが，細菌感染だけはしっかりと否定しなければならない合併症である。

鑑別診断

　実はこの疾患の範疇に入れるべきものかもしれないが，種子骨周囲には多くの組織があり，荷重を受けているので，滑液包炎，腱付着部炎から，関節炎までいろいろあり，あとになって実は「○○の始まり」であったということも少なくない。

診療所でのコツと限界

　このような病名がつけ難く，診断が難しい病態でも，一定期間経てば，自ずと良い悪いの限界がハッキリしてくる。患者のわがままとも言える運動負荷により，寛解と増悪を繰り返し，なかなか完治しないような症例は，医者と患者が納得ずくで，経過を見ながら，その場その場に応じて対処して行く。その結果，時間の経過とともに，医者と患者の双方から落とし所が見えてくる。

　一方，ハイレベルのスポーツ選手は，早期に専門家に送るべきであるが，足の専門家よりも，スポーツ医学の専門家のほうがよい。

Ⅲ 診療所で遭遇する足の疾患

1. 足の怪我と病気

4 中足骨骨頭部痛（モートン病）

病態

中足骨骨頭下の疼痛の総称である。同部の脂肪褥（脂肪パッド）の機能低下を主因とするものあるが，周囲の滑液包，腱と腱鞘，関節包，神経などの，軟部組織の荷重による障害や炎症による痛みのすべてを含む症候群と言える。

病因

加齢変化に加えて，廃用萎縮など様々な影響により，骨頭下の脂肪褥が萎縮し，薄くやわらかくなり，水平方向の移動性も増加する。そのため，圧の分散，緩衝機能が減弱して，荷重による圧迫により疼痛を感じるようになり，さらに骨頭下軟部組織の炎症を併発すると，疼痛閾値の低下も伴って，通常の歩行で痛みを感じるようになる。外反母趾や外反扁平足などにより，母趾の加重負担能力が低下すると，相対的に母趾以外の外側趾列の負担が高まる。本来，母趾より負担能力の低い外側趾が，増加した負担に耐えられず，疼痛を生じる。

症　状

　第2〜第4中足骨骨頭部に一致した足底の痛みで，胼胝を伴うことが多い．中年以降の女性に多く，骨頭に一致して圧痛があり，同部の脂肪褥は萎縮し，薄くやわらかくなり，水平方向への移動性を増している(図1)．薄底の靴，硬い床，踏み返しなどにより，歩くだけで痛みが生じ，防御反応として胼胝をつくる．

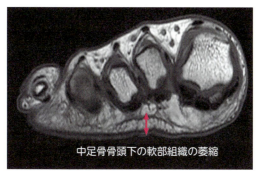

図1　モートン病

診　断

　前述したように症候群と言えるので，通常の荷重，歩行で中足骨骨頭下に痛みを感じ，医師が単なる誇張でないと判断すれば，診断しうる．しかし，この診断があくまで症状名であり，別項で述べているように，モートンの(偽)神経腫をはじめ，リウマチやその他のより正確な疾患を診断したり除外診断する努力を怠ってはならない．したがって，画像診断や検査に特別な所見はない．

鑑別診断

　鑑別診断ではないが，不適切な靴，無理な運動，過度の肥満，過労，痛みに対する過度の感受性と不安感など，疾患以前の問題が多く含まれている．しかし，多くの疾患の初期症状が当てはまるので，鑑別診断，除外診断が重要な疾患と言える．

治　療

　　負担の軽減である。二足歩行をする人間の長寿社会における宿命とも言える状態なので，局所的には荷重，圧力の軽減，肉体的には歩行量と体重の減少，精神的には不安の解消と痛みを紛らわす方向への誘導である。

　　やわらかく厚い足底板で脂肪褥の菲薄化，脆弱化を補い，底の厚くやわらかい靴で助け，踏み返しによる圧の集中をロッカー・ボトム底の靴で避ける。杖やウォーキング・ストックを使い，ゆっくり歩かせ，歩行距離と体重を減らすよう指導する。

　　しかし，筋力が減ると歩行が不安定になり，前足部の荷重が増えるのは悩ましい。最も重要なのは，年を取り，体重が増え，たくさん歩き，おしゃれな靴を履けば，去年より今年のほうが痛いのだと，言い聞かせることである。同時に，滅多なことでは，「歩けなくなるほど痛くなることはあっても，痛くて歩けなくなることはない」と不安を解消し，ゴルフや旅行，散歩は楽しいのだから，痛いのは料金（税金）だと説得することだ。繰り返すが，長寿社会での二足歩行は，神様の保証期間を超えている。

診療所でのコツと限界

　　少々痛くても，悪いものでなければ大丈夫と思わせることである。「任せておきなさい」「先生にお任せします」という医者も患者も激減した現在では，専門医にも難しい治療である。一方，一進一退の患者はともかく，比較的安静を取っても3週間以上，増悪し続けるようなら，感染や関節リウマチも否定できない。同じモートンでも，次項で述べる（偽）神経腫もあるので専門家に送ろう。

III 診療所で遭遇する足の疾患

1. 足の怪我と病気
5 モートン（偽）神経腫

病態

　総底側趾神経が，中足骨骨頭間の深部中足骨間横靱帯の末梢側で圧迫されて生じた，絞扼性神経症（エントラップメント・ニューロパシー）である．神経腫といっても真の腫瘍ではなく，神経線維間の膠組織が圧迫により反応性に増殖し，あたかも腫瘍のように神経が紡錘状に肥大した，偽神経腫である（図1）．

　中足骨骨頭間を通過する総底側趾神経は，荷重時に下降してきた骨頭や深部中足骨間横靱帯に圧迫される．歩行により，繰り返し踏みつぶされ，何度も圧迫されると炎症を起こし，軸索間の線維化を

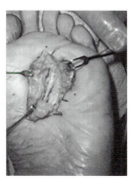
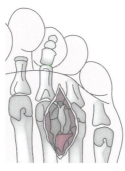

図1　モートン（偽）神経腫
総底側趾神経が紡錘状に肥厚している

79

生じ，神経が紡錘状に肥大する。一度肥大すると，さらに圧迫され
やすくなり，悪循環に陥るとますます大きくなる。外側足底神経と
内側足底神経の間に交通枝があるため，第3・第4趾間の総底側趾
神経の移動性が乏しい。そのため，モートン（Morton）（偽）神経
腫は第3・第4趾間に多い。

診　断

　典型的な症状は，第3趾の外側，第4趾の内側の焼けるような放
散痛で，踏み返し時の疼痛，局所の圧痛を主訴とすることが多い。
注意深く中足骨骨頭間を触診すると，腫瘤を触れることもあり，圧
迫すると放散痛を訴える。中足骨骨頭間に腫瘤を触れ，放散痛を伴
う圧痛があれば，診断できる。X線写真で骨頭間角の拡大を見るこ
ともあるが，所見のあることは稀である。MRIで神経の腫大を見
れば，確定しうる。

鑑別診断

　「モートン神経腫」「モートン病」「モートン趾」と，似通った病名
を目にすることが多くなっている。正確には別物として扱われるべ
き病名であるが，誤用されたり，拡大解釈されている。最も多く
見られるのがモートン病であるが，実はモートン先生は二人いて，
各々の原著によれば，「モートン（偽）神経腫」と「モートン趾」であ
り，モートン病という病名はなかった。本項で述べたようにモート
ン神経腫はエントラップメント・ニューロパシーであり，モートン
趾とは，第1中足骨短縮症による第2中足骨骨頭足底部痛である。
しかし，現在使われているモートン病の大半は，本書で中足骨骨頭
部痛（モートン病）の項で述べた疾患である。これがあまりに広く使
用されているので，これらすべてをモートン病と呼ぶようになって
いる。

治　療

　　靴を履いて踏み返すと，骨頭や靱帯に押されて圧が集中するばかりでなく，神経が伸展されて圧迫を受けやすくなる。荷重により，靴の中で横アーチが低下すると，骨頭部は内外側から押されて骨頭間隔が狭まり，神経が圧迫されやすくなる。やわらかく厚い靴底，中敷きで，幅の広めのロッカー・ボトムの靴を勧める。

　　絞扼性神経障害が本態なので，局所のNSAIDsの外用や，数回のステロイド剤と局麻剤の局注も有効である。もし，炎症が腫脹を，腫脹が圧迫を，圧迫が炎症をという悪循環を断ち切ってくれれば，根治することもある。しかし，ステロイド剤の効果が数カ月続くような症例はともかく，数週間で戻ってしまうようであれば，ステロイド剤の局注は頻用すべきではない。

　　手術は偽神経腫切除術か，神経剥離術と遠位深部骨間靱帯切離術を行う。足底切開を嫌い，足背から骨頭間を通り骨間靱帯を切離して，切除する方法が一般的である。しかし，筆者は足底の骨頭間部のジグザグ切開で，術後有痛性瘢痕などで苦労したことはない。侵入も簡単で容易であり，手掌部で汎用されていることからも，井戸の底を覗くような背側侵入は好まない。最近は内視鏡下での手術も行われているが，あまり魅力は感じない。

診療所でのコツと限界

　　いわゆるモートン病から，本疾患を見つけ出すのがコツである。本態は腫瘍ではないので，もちろん悪性化の心配はなく，知覚神経なので機能障害の心配もない。その意味では，引っ張れるだけ引っ張っても構わないが，明らかな趾までの放散痛を歩行時に訴える症例は，保存療法の限界を超えている。神経腫に確実に当たっている数回のステロイド剤の局注でも，2〜3週間で再発する症例は限界なので，専門家に回して切除したほうがよい。

III 診療所で遭遇する足の疾患

1. 足の怪我と病気
6 モートン趾

病態

　本来は，先天的に第1中足骨が太く短く，相対的に長い第2，第3中足骨の骨頭下に荷重が集中して，胼胝と疼痛を生じる病態をモートン(Morton)趾と言う(図1)。現在では，第2趾が長いだけの，いわゆるギリシャ型の人が中足骨骨頭部痛を訴えると，モートン趾と診断するようになり，ついには中足骨骨頭部痛すべてをモートン趾と呼ぶようになった。モートン趾の病態は，外反母趾術後の移行性中足骨骨頭部痛(transfer metatarsalgia)とまったく同じである。

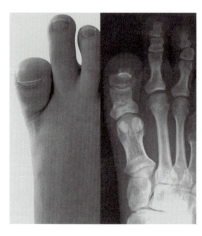

図1　モートン趾

診　断

　先天的な第1中足骨短縮症なので，診断は簡単である。症状として第2中足骨骨頭下に胼胝を形成し，痛みを訴える。

治　療

　第1中足骨が短くても，踏み返しで第2中足骨骨頭下に圧が集中しなければ，症状は起こらない。したがって，他のモートン病などと同様に，歩容の指導，靴や足底板による保存療法が有効である。重症例は第2中足骨短縮術が適応になる。

診療所でのコツと限界

　趾の長さで，母趾の長いエジプト型，第2趾の長いギリシャ型，長さが同じスクエアー型と呼ぶ分類法が知られている。モートン趾は極端なギリシャ型というだけなので，どこから病気にするか，程度問題である。片側例や奇形として認識されている症例は，診療所の限界を超える。しかし，手術を要する重症例では，第1趾延長術は腱のバランスを得るのが難しく，第2趾短縮術はより外側趾列の短縮を要することもあるので，成績は良くない。変形と症状の重症度次第であるが，靴や装具，生活指導で粘れるだけ粘りたい。

III 診療所で遭遇する足の疾患

1. 足の怪我と病気

7 槌趾（ハンマー・トウ，マレット・トウ）

① ハンマー・トウ

病態

槌趾のうち，ハンマー・トウは外側趾のMTP関節が背屈し，PIP関節が屈曲する変形である。PIP関節の背側，MTP関節の底側に有痛性胼胝や鶏眼を形成し，靴に当たって痛い。初期には変形を自力で矯正することが可能だが，徐々に拘縮が進むと他動的にしか矯正できなくなり，最後には変形が固定され，他動的にも伸ばせなくなる（図1）。

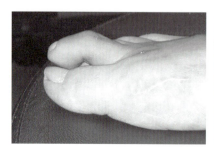
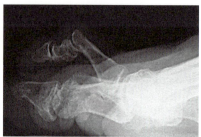

図1 ハンマー・トウ

病　因

　槌趾の原因には2種類ある。1つは小さすぎる靴を履き続けたため，趾が趾先から押されて，パンタグラフ状に折りたたまれ，MTP関節が過伸展し，PIP関節が屈曲する。もう1つは短趾屈筋腱や骨間筋の拘縮か過緊張による短縮により，同様の変形が起こる。拘縮は外傷等による足部コンパートメント症候群による阻血性拘縮や筋肉の挫滅により起こり，後者は脳性小児麻痺や脳出血の後遺症など中枢神経の反射亢進による痙性麻痺により生じる。

診　断

　診断は変形の形によってなされるので容易である。靴による槌趾の初期には靴を脱ぐと正常なので見過ごされることが多いが，PIP関節背側の色素沈着に着目すれば，同部の靴による圧迫から靴内での変形が推測しうる。この時点で，靴のサイズを適切なものにすることが予防，治療に肝要である。

　筋肉の阻血性拘縮や挫滅による短縮拘縮は外傷の既往から，痙性麻痺による拘縮は反射の亢進や病的反射から診断できる。

　両者の鑑別は，靴によるものはMTP関節や足関節の底屈によって軽減しないが，筋腱の短縮によるものはこの操作で軽減するので鑑別できる。

治　療

　靴による槌趾は，前述したPIP関節背側の色素沈着の段階で，小さすぎるサイズの靴を止めさせることに尽きる。しかし，この段階では患者は変形には気づいていないので，槌趾のために来院することはない。たまたまの機会に発見されるが，多くの場合PIP関節背側に有痛性胼胝を形成してから来るので，靴サイズの修正だけでは治癒しないことがある。その場合には，靴サイズを直した上で，本

人に気長に矯正マッサージをさせる。鶏眼はスピール膏™で膨潤軟化させてから一度切除しないと，除圧だけでは治りにくい。

保存的治療に失敗した靴による槌趾や，痛みや靴に支障のある筋腱の拘縮や短縮による槌趾は，手術の対象になる。短趾屈筋腱切離やPIP関節切除術を行う。

診療所でのコツと限界

槌趾は，ハンマー・トウもマレット・トウも拘縮が完成し，鶏眼がつくられ痛みが生じると，QOLを著しく阻害する。痛む部位の皮膚の変化や，靴の内張りの擦れから，拘縮が完成する前に患者を発見し，治療するのが重要である。靴のサイズの指導や拘縮の自己矯正は，診療所ならではの治療である。

足の専門医が，痙性麻痺による槌趾を治療することは意外と少ない。逆に，痙性麻痺の専門医が槌趾まで治療することも少ない。両者の狭間に落ち込んだ軽度の痙性による槌趾患者に対処できるのも，診療所である。

手術を要する患者は診療所の限界を超えるが，日帰り手術で解決する。

❷ マレット・トウ

病態

ハンマー・トウと同じ漢字を書くので紛らわしいが，同じ槌でもこちらはマレット（mallet），すなわち小槌である。長趾屈筋腱が短縮してDIP関節が屈曲し，趾先が靴に当たって痛かったり，胼胝や鶏眼をつくる（図2）。

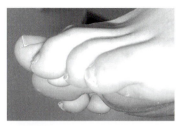
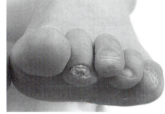
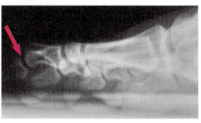

図2 マレット・トウ
第4趾のマレット・トウ

病因

長趾屈筋腱の短縮や過緊張が原因である。

治療

インソールに穴を穿って除圧するが，効果は少ない。有痛性の胼胝や鶏眼をつくるようであれば，DIP関節で切腱術を行う。

III 診療所で遭遇する足の疾患

1. 足の怪我と病気
8 内反小趾

病態

外反母趾の反対で、小趾が内側（母趾側）に曲がる変形である（図1）。

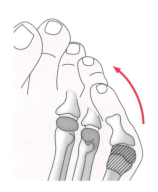

図1　内反小趾

病因

第5中足骨が基部から外転するタイプ、第5中足骨が末梢で外側に弯曲するタイプ、MTP関節だけが内転、内反するタイプの3種類の内反小趾の原因がある。前の2者はM4M5角が大きいが、後者は正常である。

症状

第5MTP関節外側が出っ張って靴に当たり、腫瘤（バニオネット）

を形成し，疼痛を起こす。また，爪の外側に鶏眼ができたり，第4
趾に爪が食い込んだりして痛い。母趾に比べて小さいので変形が目
立たないため，内反小趾を主訴に来院する患者は少ないが，頻度も
痛みの強さも，外反母趾に匹敵する。

治　療

　　パッドやパッチで対症的に治療するか，靴を調節する。手術は，
おおむね末梢での矯正骨切りで対処しうるが，基節部での骨切りも
行われる。外反母趾同様，DLMO法で日帰り手術が可能である。

診療所でのコツと限界

　　意外と多いことと，痛みが強いことを知って治療する。外反母趾
の患者では，一度は小趾も診ることが診断のコツである。外反母趾
に伴うことが多いので，手術を希望すれば，専門医へ紹介する。

III 診療所で遭遇する足の疾患

1. 足の怪我と病気
9 カーリー変形

概要

　第4趾や第5趾が弓状に内反、屈曲する変形で、「curly（巻く）toe」の訳語である。両側性のことが多く、気をつけて見れば意外とよく見つかる変形であるが、症状は少なく、治療を要することは少ない（図1）。隣接趾とオーバーラップすると、爪が当たって痛むので、テーピングで防止する。

　欧米では、遺伝性や手術療法も論じられるが、日本では重度例が少ないので、遺伝や奇形と説明するよりは、不安を持たせないことが重要である。

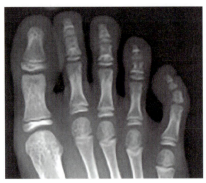

図1　カーリー変形

III 診療所で遭遇する足の疾患

1. 足の怪我と病気
10 趾節癒合症

概要

母趾以外は，趾には3趾節あると思われている。しかし，第5趾で末節と中節が癒合した症例は半数を超える。DIP関節の遺残が結節状にのこるものから，中節が末節のように先細りになっているものまでいろいろである。これは，第5趾にとどまらず，第4，第3趾に及ぶこともある(図1)。小趾も，枝を握る役目を立派に果たしていた猿の時代から数百万年，二足歩行に特化した進化の結果である。

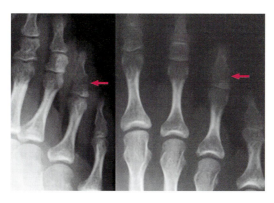

図1　第4，第5趾の趾節癒合症

91

症　状

　原則無症状であるが，DIP関節が結節状にのこっていると，隣接趾に鶏眼をつくり痛むことがある。半数を超える頻度なのだから，X線写真でいつも見ている訳だが，医者も意識していないことが多い。疾患かと問われれば，第5趾では3趾節が半数以下なのだから，正常だと思っている3趾節のほうを，趾節分離症と診断するべきかもしれない。

診療所でのコツと限界

　日本では多趾症など奇形に対する反応が過剰なので，間違っても「趾節の数が異常だ」「奇形だ」などとは説明してはならない。

　小児の外反母趾の調査などで，60％以上に異常値を認めたという報告を目にするが，数値にばかり目が行くと，無用な不安をかき立てる恐れがある。

III 診療所で遭遇する足の疾患

1. 足の怪我と病気

11 陥入爪

病態

母趾に多く、爪の角が趾先に食い込んで、炎症を起こして痛む。細菌感染を合併すれば、炎症も疼痛も増悪する（図1）。

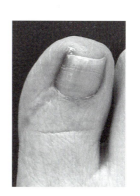

図1　感染した陥入爪

病因

爪を短く切りすぎて、爪の脇の溝（爪溝）の出口が浅くなり、爪が伸びるときに、爪の角（爪角）が食い込んで、皮膚を損傷する。炎症と細菌感染の悪循環が起こると、爪溝はますます浅くなり、治らない。

治　療

　　爪角が食い込むのを止めることだが，まずは細菌感染を治し，炎症を止めて，腫脹により浅くなった爪溝の出口を再建する。感染と炎症さえおさまり，爪縁が爪溝におさまって，爪が伸びて爪角が爪溝の出口を越えれば，食い込むことはなくなり，自然に治癒する。

　　まずは，感染の沈静化である。垢や膿で不潔になった爪溝を掃除するのが一番である。まずバケツに温めのお湯を入れ，5分間，足浴する。次に，使い古しのやわらかい歯ブラシで，爪溝を中枢から末梢へブラッシングし，軟化した皮膚や垢を掃き出す。そして，足を乾かした後，新しい靴下に替える。消毒薬や抗菌薬入りの軟膏は原則不要であり，爪溝を締めつけたり，垢をためたりしないように，ガーゼやバンドエイド®で覆わない。これを1日3回，3週間ほど続ければ，陥入爪の感染は大半が沈静化し，腫脹もおさまる。腫脹が減退すれば，爪角の食い込みも改善し，疼痛も少なくなる。

治療での注意点

　　前述の方法で治癒しない原因に，不適切な爪の切り方がある。多くの患者が，陥入爪の初期に爪角が食い込むので，爪を短く切ろうとする。爪溝の出口より短く爪を切り，爪角が爪溝の中にあると，踏み返しで趾先に荷重がかかったとき，爪角は爪溝に食い込む。これを1日1万回繰り返せば，炎症，腫脹，疼痛，感染という悪循環に陥り，陥入爪となる。

　　この状態で爪を再度切ろうとしても，痛くて爪の端まで切ることができず，爪角を残してしまう。これを繰り返すと，爪角は槍の穂先状に残り，深く皮膚に突き刺さる。この状態では，足浴もつらいし，いくら足浴を続けても治らないので，三角形に尖った爪角を斜めに切り落とす必要がある。こうならないように，爪は水平に，爪溝の出口からちょっと長めに切るのが大切である。

昔は，抜爪することがあったが，前よりよい爪が伸びてくること
はないので行わない。爪縁切除，爪甲形成術などもあるが，巻き爪
の治療で使われる形状記憶合金ワイヤーの反発力を利用した，爪を
反らせる方法が簡易で成績もまさる。

診療所でのコツと限界

　水虫の治療と同じに，根気よくやらせることが肝心である。治っ
たあとの爪の切り方の指導も大切である。爪角の切除は簡単で，キ
シロカイン®ゼリーとニッパー型の爪切りがあればできるが，慣れ
なければ皮膚科か整形外科に依頼する。

Ⅲ 診療所で遭遇する足の疾患

1. 足の怪我と病気

12 巻き爪

病態

爪床の萎縮により曲率が高まって，爪が先端に向けて筒状に丸く変形する．結果として，爪溝に爪角が食い込むので，陥入爪を起こす（図1）．

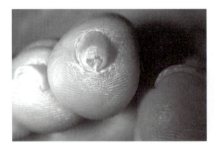
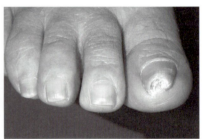

図1　巻き爪

診断

一目瞭然で，診断に迷うことはない．

治療

形態を気にせず，痛みがなければ，ニッパー型の爪切り（図2）を

紹介して，陥入爪にならないよう爪の切り方を指導すればよい。しかし，進行するものは筒になるまで進むので，半円筒状になる前に，形状記憶合金ワイヤーの反発力を利用した矯正を勧める。

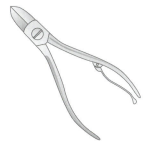

図2　ニッパー型の爪切り

Ⅲ 診療所で遭遇する足の疾患

1. 足の怪我と病気
13 爪下血腫（黒爪）

病態

　落下物などによる外傷で，爪床が損傷して爪下に出血し，血が溜まり血腫ができると内圧が急激に高まり，激しい痛みが生じる。登山靴による圧迫など，慢性外傷による爪下へのじわじわとした出血もあるが，この場合は内圧の上昇が緩やかなので，前者よりも痛みは少ない。血腫により爪と爪床が剝がれると，いわゆる爪が死んだ状態になり，爪母から新生した爪が，爪床から浮き上がった元の爪の下にできる。最終的には元の爪は自然に脱落する。

症状

　ちょっときつい靴での歩行でも，慢性の爪下血腫は生じるので，原因に戸惑うことはあるが，診断に迷うことはない。末節骨骨折を伴うこともあるが，骨折があるとかえって出血は趾腹の軟部組織に向かい，血腫の形成も内圧の上昇も少なく，運動痛や圧痛は強くても，特徴的な激しい自発痛は軽い。

経過

　激痛を伴う急性の爪下血腫では，血腫のドレナージによる除圧が

98

肝心で，血腫を排除すれば激痛は即時に改善し，感謝される。元の爪が浮き上がっても，新生した爪が硬く成熟するまで，変形を防止するよいカバーになるので，無理に取らないほうがよい。ほっておいてもいつかは自然に脱落する。

治　療

　血腫のドレナージは，慣れれば簡単に特別の器具も使わず安全にでき，激しい疼痛が瞬時に消失するので，腕の見せ所である。ドリル法と焼き串法の2種類があるが，どちらでも慣れたほうでよい。

▼ ドリル法

　ドリル法は，18ゲージのディスポの注射針を錐のように使って，爪の甲に孔をあける。5mLの注射筒を柄のように使い，左右に捻るようにして掘っていく。針先から血が滲んだら慎重に進め，血液があふれ出るまで広げる。怖いようだが，爪下血腫があるときには神経のある爪床と爪溝の間には一定の空間があるので，血が滲むまでは心配がない。排出口と空気孔が必要なので，孔は必ず2つ以上あけなけなければならない。最初の孔があくと血液がある程度排除され内圧が下がるから，血が滲んだり自噴してくることはないので，2番目以降の孔をあけるときは，最初の孔の深さを参考に爪溝の下が空間であることを考えて，慎重に行う。

▼ 焼き串法

　焼き串法はゼム・クリップを使う。先端を広げて真っ直ぐに伸ばし，ライターで赤くなるまで熱し，爪甲に当てて爪を焼き切って穴をあける。先端を引くタイミングが肝心だが，爪溝が焼き切れて，針金の先端が血腫に触れた途端に，血液が爆発的に蒸発し，血液と蒸気が噴出するので，その瞬間にゼム・クリップを引っ込める。痛

くも痒くもないし，数秒で終わる魔法のような方法である。

　いずれの方法にしても，一晩続いていたような激痛がすぐにおさまり，費用も時間もまったくかからない優れものである。
　これがコツであるが，限界かどうかは慣れと器用さによる。

診療所でのコツと限界

　ドレナージは穿刺と並んで外科的手技だが，鎮痛には即効性があり，患者にも感謝される。遠くの名医より近くの医者である。自分でやるのが嫌ならば，除圧さえすれば痛みがおさまることを教え，やってくれる医者を紹介する。

III 診療所で遭遇する足の疾患

1. 足の怪我と病気
14 趾骨骨折

病　態

趾はぶつけたり，物を落としたりして，直接外力により骨折する。母趾，小趾は外転力により脱臼骨折する。

診　断

外傷機転が明らかで，介達痛があり，圧痛が著明なら診断してよいが，X線写真で確診するのに越したことはない。しかし，「ひび」と言われる皸裂骨折では，受傷時のX線写真で見つからず，2～3週間して骨折線周囲の骨吸収が起こって，初めて診断できるケースは多い。こんなケースでは痛みが長引き，他医を受診して，X線写真で骨折が明らかと診断されることもある。

次の医者がうまく説明してくれれば助かるが，その頃のX線写真には骨折線が明瞭に現れて，患者の目にも明らかなので，見落としと言われかねない。「ヤブ」と罵られるくらいならよいが，医療過誤で訴えるとねじ込まれるケースもある。

特に小児のケースでは骨吸収も強く，親の心配も大きいので，どちらの立場の医者になっても，説明には気をつけよう。でも，診察で骨折ではないと思い，X線写真で確認しても，奥歯に物の挟まっ

たような診断しかできないのは悲しいことだ（図1，図2）。

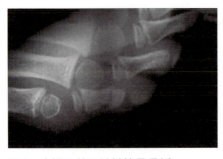

図1　小児の第5趾基節骨骨折

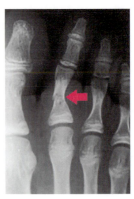

図2　第2趾基節骨骨折

治療

　極論を言えば，趾は他趾とぶつかって，干渉しないように癒合すればよい。したがって，通常は解剖学的整復を求めて観血的に整復固定する必要はなく，趾間に薄くガーゼを挟み，両側の隣接趾を添え木として絆創膏固定してやれば足りる。このとき，回旋変形を残すと，屈曲時に隣接趾に当たるので，爪の面を水平にするのがコツである。

　受傷直後には腫脹が増悪することを予想して，緩めに固定する。1週間ほどして，初期の腫脹が軽減すれば，ガーゼを挟まず，固定をきつめに巻き直し，3週間継続する。痛みが耐えられる範囲で，荷重も踏み返しもさせてよい。しかし，腫脹の強い場合は，足の挙上を励行して，早く腫脹を減らすことが，沈痛にも治癒にも大切である。

診療所でのコツと限界

　　痛みと治療中の負担の軽減，回旋変形の防止がコツである。X線装置がない診療所でも治療が可能であるが，骨折を疑えば整形外科に送らざるを得ないのが限界であろう。

Ⅲ 診療所で遭遇する足の疾患

1. 足の怪我と病気

15 浮き趾

病態

近年，フット・プリントや足底圧測定器が普及するにつれて，趾先がプリントされず，圧が計測されない状態を，趾が浮いて床につかない「浮き趾」(図1，図2) として問題視する傾向が，マスコミや母親の間に見られる。趾の接地が大地を踏みしめるのに重要なので，趾が接地しない浮き趾の子どもは，歩行や走行の能力が劣るという心配である。

本来の「浮き趾」の語源である floating toe は，重大な外傷や神経疾患で，伸筋腱の短縮や屈筋腱の麻痺が起こり，本来，趾が接地して荷重や押し出し (push off) をする前傾起立，踏み返し，走行の蹴り出し時に，接地

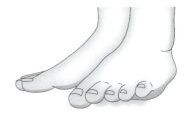

図1　浮き趾

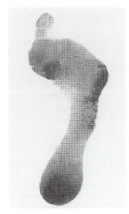

図2　浮き趾のフット・プリント

が不可能な整形外科疾患を指す。ところが，単に起立時フット・プリントに趾が写らないだけの所見が，子どもの運動能力を障害する重大な異常とされ，マスコミの不安を煽る扱いも重なって，母親たちを不安に陥れている。

　もう1つのfloating toeは，floating fingerと同じ「先天性絞扼輪」，あるいは「先天性趾（指）不全切断」のことであるが，さすがにぶらぶらで切れて落ちそうな趾（指）とは，誤用しないようだ。

　しかし，マスコミや母親たちが騒ぎ立てるばかりでなく，測定条件を規定しない自由姿勢でのフット・プリントで，趾先の圧痕が写らないことが，運動能力や成長，発育に影響するという説を盲信して，第一に検証すべきこの仮説を検証もせずにこの説に基づいて調査研究し，科学的論文として発表するばかりか，あまつさえ英文で科学雑誌に掲載しているのは嘆かわしい。

　いつかは気づくであろうと無視してきたが，あまりにも目に余るので，警鐘を鳴らす次第である。このままでは，明治の昔から運動能力の低下，発育の障害，ひいては知能の遅延の元凶として，何度もマスコミや母親たちにやり玉に挙げられてきた無症候性の扁平足と同じ道をたどる憂いがある。

症　状

　フット・プリントで，1趾以上の趾の趾先の圧痕がプリントされない状態で，写らない趾が多いほど重症とされる。一般に，荷重の状況，測定時間，姿勢などの測定条件が，指示も規定もされず，バラバラのずさんな検査が多い。これが症状を起こすことはないが，浮き趾と診断されると，無責任な説に動揺した親が，運動能力の低下から発育の遅延まで，多くの症状をこれと結びつけて訴えることは多い。

診　断

　フット・プリント，ペディスコープ®の写真撮影，足底圧測定器などで，1趾以上の趾先の接地が確認できないことで診断をくだされている。しかし，この定義での「浮き趾」に，障害を起こす根拠は何もない。

　整形外科の教科書にあるfloating toe（浮き趾）は，自他動いずれかでMTP関節の屈曲が障害され，歩行や疾走時に必要な踏み返し，押し出しができない疾患である。その診断をくだすには，数回，数分の検査では不十分であり，理想的には，1日の日常生活で連続して積算的に調べる必要がある。1日の平均歩数を1万回としても，それを計測するのは至難の技である。しかし，これを数週間，数カ月の間行う簡潔な上手い方法がある。

　これは，靴の中敷きの趾先に一致する部分の汗染みや圧痕，摩耗の程度を診ることである。この所見があれば，フット・プリント，ペディスコープ®，足底圧測定装置で，何本趾先の圧痕が消えていようと，少々趾が曲げにくかろうと，病気ではない。

　それでも心配ならば，数秒間つま先立ちをさせて計測し，それでも小趾以外の趾先の圧痕が写らなければ，MTP関節の伸展拘縮や屈曲障害である。

　後先になってしまったが，MTP関節の屈曲障害の診断には，検者の指で動かしたり，抵抗を加えて屈曲を命じて，足関節底屈位，背屈位で可動域と筋力検査する。軽度の障害には前述した中敷きの汗染みが役に立つ。

治　療

　特に治療の必要はない。

診療所でのコツと限界

　浮き趾を治療の必要な疾患と信じて，子どもを連れてくる母親に，ただ「治療の必要はない」と頭ごなしに言っても，ドクター・ホッピングを繰り返すだけだから，健康診断のつもりで診察し，X線写真で精査して，経過観察を指示するのも1つの方法である。思わぬ発見をする可能性もある。

III 診療所で遭遇する足の疾患

1. 足の怪我と病気

16 扁平足

病態

医学的には，足の縦アーチが病的に低下した状態で，立位荷重位側面のX線写真で舟状骨の高さが低くなる。

世間一般の定義は，土踏まずがないことで，濡れた足で床にできた足跡の内側の凹みが小さいことを指す（図1）。扁平足は形態そのものの名称でもあるので，疼痛など症状がない扁平足を病名とするべきではない（図2）。しかし昔から，土踏まずのない形態そのものを扁平足と呼び，疾患や奇形として忌み嫌う傾向があるのは，困ったことである。

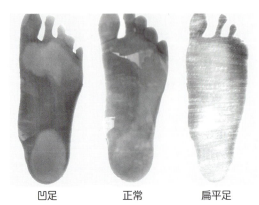

凹足　　正常　　扁平足

図1 凹足，扁平足と正常な足との比較

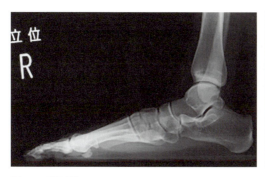
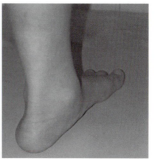

図2　扁平足

　一説によれば,扁平足有害説の犯人は森鷗外だとされる。小説家として有名な鷗外は,軍医監まで務めた明治の有力な軍医であり,若き日のドイツ留学で学んだ「足の疾患の最大原因は扁平足である」という当時のドイツ医学の最新知識に基づき,兵役検査の重要な失格要件に扁平足を入れた。そのため,土踏まずのない若者は扁平足だとして,欠格者として兵役検査に落とされ,親は子どもに土踏まずのないことを恥じ,落胆した。終戦までそれが続き,扁平足有害説はいまだにマスコミにまで登場する。

　ただし,中年以降に新たに生じた,足の三次元構造の破綻である縦アーチの低下を示す扁平足は重要な症候であり,疼痛などの症状があれば立派な疾患である(図3)。

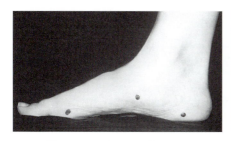
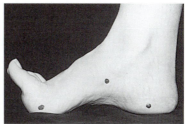

図3　縦アーチの巻き上げ現象
扁平足では縦アーチの巻き上げ現象が低下する

診 断

　　若年者で疼痛などの症状がなければ,無理に小児期扁平足とか,若年性扁平足と診断せず,放置してよい.疼痛のある若年者の扁平足は,「有痛性外脛骨」「足根骨癒合症」や「垂直距骨」を痛みの部位やX線写真で鑑別し,除外する必要がある.後天性の扁平足は,扁平足以外の変形,痛みの部位,腫脹の有無と,X線写真で,「外反母趾」「後脛骨筋腱機能不全(PTTD)」や「関節リウマチ」「糖尿病足」などの部分症でないかを鑑別する.以上が除外できれば扁平足と診断するが,外反足を伴っていれば外反扁平足とする.

治 療

　　垂直距骨(図4)など先天性奇形を除けば,無症候性の若年性扁平足の治療は,不要である.他疾患の部分症である場合には,基本疾患を治療し,アーチの低下自体が症状の原因と思えれば,アーチサポートつきの足底板をつくる.除外診断を十分に行った後に本態性扁平足だと思えば,同様に足底板をつくる.

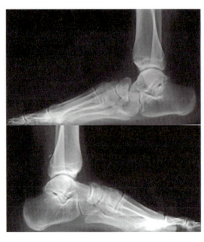

図4　先天性垂直距骨
上部は患側,下部は健側の画像

診療所でのコツと限界

　無害の扁平足を，無用な治療や不安からまもるのが診療所の努め
である。乳幼児では症状を訴えられないので，親が不安に思ってい
るなら小児整形外科に紹介する。小児が直接症状を訴えられる時期
になれば，無症状の扁平足は治療しなくてよい。後天性扁平足のう
ち，部分症としての扁平足は基本疾患を診断し，治療する。基本疾
患が得意な分野であれば治療を続けるが，知識がなければ専門医を
紹介する。

Ⅲ 診療所で遭遇する足の疾患

1．足の怪我と病気
17 変形性足根間関節症

病態

　　足の縦アーチの要石である舟状骨には，荷重による圧迫力が集中する。また，その背側には，踏み返し時に曲げ応力が底側の靱帯を支点として圧迫力となり加重される。これを日に1万歩歩けば30年で1億歩を超えるので，背側を中心に骨棘を形成し，軟骨が消耗して，変形性関節症となる。また，骨折や脱臼で関節の機能が障害されると，応力の異常な集中を生じ，変形性関節症となる。

診断

　　疼痛の部位，関節縁の骨棘の触知，加重，運動による疼痛の増悪，圧痛や徒手的に圧迫や捻りのストレスをかけたときの疼痛で診断する。登山や長距離走などスポーツ歴や肥満，職歴も参考になる。X線写真で背側関節縁の骨棘形成，関節裂隙の狭小化，不整化を認める（図1）。

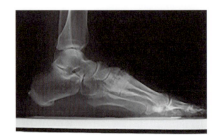

図1　リスフラン関節変形性関節症

治　療

　　本態が加齢と過剰な負荷であるから，スポーツなどの負荷の抑制が主になる。縦アーチの安静を守るためにアーチ・サポート，踏み返しによる巻き上げ現象を抑えるために硬いロッカー・ボトムの靴が有効である。特にアーチ・サポートは硬めで高めに作成すれば，縦アーチにかかる荷重を減らして圧迫力を軽減するばかりでなく，アーチの背屈を抑制して曲げ応力を減らし，背側縁の圧力を特異的に下げる効果がある。

　　初期には，関節の炎症が疼痛の閾値を下げ，痛みを増悪するので，鎮痛消炎薬を外用するか内服する。関節腔の小さな関節なので，関節液の貯留が問題になることはなく，穿刺，排液やステロイド剤やヒアルロン酸の注入も行わない。

診療所のコツと限界

　　好きなゴルフまで禁止したのでは，「角を矯めて牛を殺す」ことになり，全身の健康には不利益がある。趣味と健康維持の運動を続けられるように，運動量の調節を指導するのがコツである。多くのスポーツ好きの患者は，将来，歩けなくなる不安が痛みを増悪させているので，手術（固定術）もあるし，趣味程度のスポーツができなくなるほど悪くなることはないと保証するのがコツである。関節リウマチや糖尿病性関節症は，早期に専門医に送る。

III 診療所で遭遇する足の疾患

1. 足の怪我と病気

18 踵骨棘，足底腱膜（付着部）炎

病態

　中年以降に，朝方の踵の荷重時の激痛を起こす疾患である。一見，何の縁もないこの2つの病名が，同じ1つの病態に使われ，併存し同じように使われている。

　本来，踵骨棘はX線写真の所見で，踵骨隆起下端前方に生じた骨棘を指す（図1）が，かつてこの骨棘が痛みの原因と考えられていたため，病名として使われている。

　足底腱膜は，上記の骨棘が生じる部位で踵骨に付着するが，その部位の腱膜に加齢による変性が生じ，通常の荷重による張力によって微少な損傷が起こり，それが炎症を起こして，疼痛を生じる。足

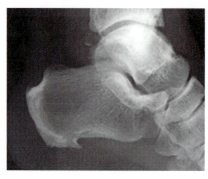

図1　踵骨棘

底腱膜は，時に付着部以外の中央部に炎症を生じることがあり，原因も異なるので，足底腱膜付着部炎と限定的に呼ぶこともある。

診　断

　中年以降に多く，寝起きの数分の間，踵に激しい痛みがあり，しばらくして自然に軽減してしまう。このような痛みを毎朝繰り返すという特徴があり，踵骨隆起下端前方の内側に，著明な圧痛があることで診断できる。同部に特異な骨棘がX線写真に写るので，従来はこれが原因と考えられ，X線写真が診断の決め手とされてきた。

　しかし，痛みのない健側にも骨棘を認めることが多いばかりか，痛みのある患側に骨棘を認めず，逆に痛みのない健側に骨棘を認める症例さえあるので，骨棘の有無は診断に寄与しない。骨棘の写る症例を踵骨棘，写らない症例を足底腱膜炎と診断した時代もあったが，腱膜付着部の組織学的研究から，病因論にも合致した足底腱膜炎と診断したい。また，「腱膜炎」「筋膜炎」の両方が使われているが，いずれもfasciitisの訳語であり，どちらでもよい。

治　療

　病名が「炎」「炎症」なのだから，ステロイド剤，鎮痛消炎薬から，安静固定まで効きそうなものだが，あまり効かない。

　筆者は，「前世の行いがよければ3カ月，悪ければ3年かかるが，自然に治る」とうそぶいている。かく言う自分が治るのに3年かかり，両足ともやったのであるから，嘘はない。エビデンスばやりの最近では，米国の大規模調査の結果，ストレッチだけが治癒期間を有意に短縮したと説明し，煙に巻いている。

　なぜそうなのかの答えは，「毎朝繰り返す」「同じ部位の」「強い」，しかし「短時間で自然におさまる」痛みという特徴的な症状にある。

　加齢変化で変性した足底腱膜の踵骨付着部は，古く劣化し弾力性

のなくなったガスのゴム管のように，引っ張って張力をかけると，ひびのように微小の断裂が無数に起こり，伸びてしまう。このときの裂ける痛みは非常に強いが，さらに引っ張らなければ，間もなく自然に治る。

　朝起きての第一歩で踏み返すと，睡眠中に短くなっていた足底腱が急に伸ばされ，付着部を引っ張るので，「ピピピ」と裂けて伸びる。数歩はさらに伸ばされ，さらに断裂が広がるので痛むが，伸びきってしまえば，それ以上痛みが増すことはなく，徐々におさまる。これで一件落着だが，なぜ毎朝繰り返すかの答えになっていない。

　日中，歩いて踏み返しを繰り返していれば，朝起こった微小断裂は広がることはあっても治ることはない。しかし，夜寝ている間に微小断裂の修復が起こり，ちょうど擦り剥き傷がかさぶたで覆われるように連続性が回復し，伸びきった腱膜の長さも縮んで元に戻る。そして，翌朝を迎えてトイレに立つと，やっと仮に補修されていた腱を，また全体重で引き伸ばすことになり，切れて痛みが起こる。これが毎朝痛みを繰り返す理由である。

　しかし，上手いことにこれを毎日繰り返している間に，微小断裂が一晩では埋まらず，少しずつ伸びてきて，最後には踏み返しても，断裂が広がるほどの張力を生じなくなる日が来る。この日が3カ月だったり3年だったりする。要は，ストレッチでさっさと切って，一晩では治らないくらい伸ばしてしまえばよい。

III 診療所で遭遇する足の疾患

1. 足の怪我と病気
19 開張足

病態

　　扁平足が縦アーチの破綻であるのに対して，開張足は横アーチの破綻である。しかし，ここでいう横アーチは真のアーチではなく，「いわゆる」とただし書きが必要な，中足骨末梢端の骨頭部を中足骨間靱帯が結合する，前額面における弓状の配列である。形状はまさにアーチであるが，骨と骨が接する縦アーチと異なり，それ自体が垂直荷重を支えることはできない（図1）。

　　真の横アーチは中足骨の基部，リスフラン関節の末梢側であり，外側は第5中足骨基部で接地するが，内側は縦アーチの前脚基部につながり，直接は接地しない。しかし，骨と骨は接触し，荷重を支える真のアーチ構造である。

　　これに対して，中足骨骨頭列の横アーチは，基部の構造や靱帯による剛性と屈筋腱の分力により，そのアーチ形状を保とうとするが，荷重に抵抗するほどの力はない。裸足で前足部に荷重すれば，骨頭は床面に並び，アーチ形状は消失し，骨頭間に介在する軟部組織が骨頭を押し広げるので，足幅は広がる。靴を履くと，荷重時，広がった足は靴を押し，同じ力で靴は足を押し縮める。この力と反力が釣り合ったところで，横アーチの形状は決まるが，いずれにし

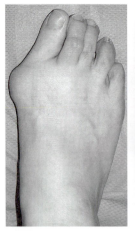
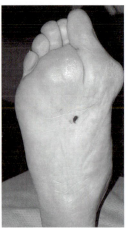
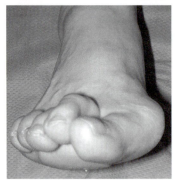
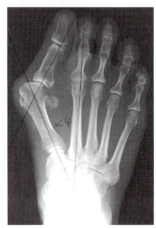

図1 開張足

ても踏み返し時には，アーチ形状は消える。

　したがって，開張足が横アーチの破綻によりクッション性が減じて，荷重による骨頭部への圧の集中が起こり，疼痛が生じるというのは誤りである。開張足は何らかの原因で，非荷重位でも横アーチ形状を保てなくなり，各中足骨間角が拡大し，中足骨基部で背屈している。

診　断

　　外観から診断できるが，病的意味を持たせるには後天性に増悪し，疼痛などの症状の進行と対応していなければならない。多くが開張扁平足の形で起こり，足の三次元構造の破綻の一面だけをとらえた病名であることが多い。

　　後天的な足の構造の破綻と，全体的に考える必要がある。

治　療

　　横アーチの破綻ととらえ，中足骨パッドをつけた足底板が処方される。

診療所でのコツと限界

　　外観やX線写真で一目瞭然の開張足だが，真の原因をとらえるのは難しい。診断はともかく，症状がなぜ起こっているのか，時間をかけて観察するのがコツである。開張足だけで手術をすることもないし，歩けなくなることもないので，ゆっくり診ればよい。

III 診療所で遭遇する足の疾患

1. 足の怪我と病気

20 第5中足骨基部骨折（下駄骨折，ジョーンズ骨折）

病　態

　下駄さえ日常生活から消えてしまったのだから，下駄骨折といっても知らない医者も多い．語源には「下駄を履いていて，内返しして起こす骨折」と「下駄を履いているだけで治る骨折」の二説ある．いずれにしても，第5中足骨基部の結節部斜骨折で，起こしやすく治りやすい骨折である．

　一方，ジョーンズ（Jones）骨折の本態は，第5中足骨基部と骨幹部の境界付近の疲労骨折である．同部の血行，応力の集中，スポーツによる疲労骨折などの理由で，骨癒合が得にくく，偽関節になりやすい．

　同じ第5中足骨中枢部の骨折でありながら，下駄骨折は一般の外傷で起こり治りやすい骨折であるのに対し（図1），ジョーンズ骨折はスポーツの過度の練習により生じる疲労骨折で，治りにくいという対照的な特徴を持つ（図2）．下駄骨折は一度の外力，ジョーンズ骨折は長期の繰り返す外力で起こるから，簡単に鑑別できそうに見えるが，いずれの骨折でも，骨折と思う痛みは内返し捻挫の機転を契機として起きるので，意外と区別できない．

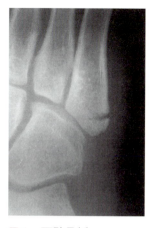
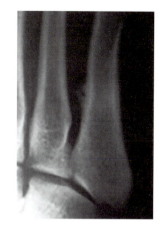

図1　下駄骨折　　　　図2　ジョーンズ骨折

診断

　中足部外側の体表示標として使われるほど目立つ第5中足骨基部の骨折であるから，骨折自体の診断は難しくない。しかし前述したように，通常の骨折である下駄骨折と疲労骨折であるジョーンズ骨折は，部位や発生状況に似通った点も多いのに，予後が大きく異なるので，鑑別診断に正確さを期さねばならない。ジョーンズ骨折が，より末梢で横骨折に近く，初期から骨皮質の肥厚や仮骨を認めるというX線学的特徴を持つが，例外もあり，読影も難しい。

治療

　下駄骨折と診断すれば，転位の著しい症例以外は，非荷重や踵荷重で3週間待てばよい。下手にギプス固定したり副子を当てて荷重させると，歩きにくい上に当たって痛む。古典的と言われるかもしれないが，RICE療法（rest；安静，icing；冷却，compression；圧迫，elevation；挙上）が一番である。

　ジョーンズ骨折と診断すれば，6週間膝下ギプスで固定し，その後

3カ月はトレーニングを禁止する。初回であれば，これで骨癒合する可能性は大きい。しかし現在，これを納得する患者は皆無と言ってよいほど少ない。

　大半がスポーツ選手であるから，患者ばかりかトレーナーや医者まで，早期スポーツ復帰をめざし，中途半端な安静と固定で，偽関節への道を進む。健康のためのスポーツどころか，スポーツのためなら手術をためらわないご時世だから，ジョーンズ骨折には長い海綿骨スクリューでの髄内固定が定番になっている。

　しかしその理由は，荷重により，軸圧ではなく曲げ応力のかかる中足骨では，スクリューが骨を支えて癒合するのではなく，骨片を圧着し，曲げ応力の圧縮力への転換を促し，張力を抑制するからである。

診療所でのコツと限界

　ジョーンズ骨折は「折れそうな予感」を感じていた患者が多い。じっくり，折れるまでの症状を患者の口から聞くことが，治療のコツである。その間に，患者の性格，スポーツに対する考え方を確かめておけば，術後の面倒を見る羽目になったときに役立つ。スポーツの過剰トレーニングが原因の大半を占める現在，手術をしようと保存的に行こうと，患者にどれだけ我慢させられるかが鍵になる。

　疲労骨折も偽関節も，「骨癒合を妨害しなければ治癒する」という原則を忘れてはならない。

III 診療所で遭遇する足の疾患

1. 足の怪我と病気

21 中足骨疲労骨折（マーチ骨折）

病態

第2，第3中足骨基部の固定性が他趾より強いために生じる，疲労骨折である（図1）。第1，第4，第5中足骨には少ない。マーチ骨折の別名にあるように，足底を叩きつける行軍（march；マーチ）で多発したことからもわかるように，前足部で激しく接地する歩容で生じる。

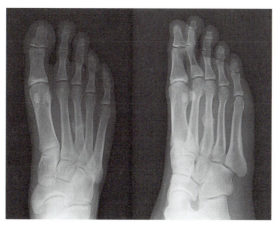

図1 中足骨疲労骨折（マーチ骨折）
左：正面，右：斜側

通常の歩容では，踵→小趾球→母指球と接地，同じ順序で離床し，足趾は屈筋腱の力で荷重に対応し体重を支える。ところが叩きつけるような歩容では，荷重に対する足趾の屈筋群の対応は間に合わず，床からの突き上げにより，TM関節（tarsometatarsal joint）で他動的に背屈する。第2中足骨基部は，第1，第2，第3楔状骨でつくられた凹部にはまり込み固定されているので，他趾に比べ背屈しがたい。そのため，取り残された第2中足骨骨頭を突き上げる力が集中し，繰り返す強い曲げモーメントにより疲労骨折を起こす。

診 断

歩行時，第2，第3中足骨骨幹に疼痛があり，腫脹と圧痛を認め，長距離走などの既往があれば診断できる。多くは，「痛みを感じていたが，我慢して練習を続けていたところ，急に痛が強くなり，走れなくなった」というようなエピソードがある。

X線所見は，「何もない」から「著明な仮骨と中央の透亮像」という典型的な偽関節のX線像まで，いろいろである。これは，疲労骨折の病期と応力の強度と受ける頻度による差である。初回で，初期で，刺激が強度であれば，骨吸収が急速に進み，痛みが出ても骨萎縮があるかないかの程度のX線所見である。逆に何回も繰り返し，痛み始めてから時間が経っていれば，過剰な仮骨形成，骨皮質の硬化像，骨髄腔の閉鎖など派手で典型的な偽関節のX線像を示す。

最近は，X線写真で仮骨や吸収像が明らかでない初期から，MRIで発見できるとして有用視するが，早期に発見したからといってランニングの練習を続けさせてよい理由はなく，3週間も経てば仮骨形成からX線診断がつき，治療は3週間分すんでいる。現病歴と局所所見で診断をつけ，X線写真は診断を裏付ける補助診断とする。

124

治　療

　外傷による骨折と異なり，原因を除去できるのだから，原因である過度の運動をやめるのが治療の原則である。

　これで骨癒合を得られない原因は2つある。

　第一が，患者が運動を止めない場合で，かつての軍隊による訓練や，不適切な練習の指示，強制の場合と，本人が「やめたくない，やめない」という場合がある。前者はほとんど認められなくなったが，後者はかえって相対的に増えている。患者を説得するのが治療になるが，そもそも説得に応じるような患者は疲労骨折を起こさない。

　第二の理由は，遷延治癒と偽関節の関係と同じで，治療を行う時点における病態の判定の誤りである。定義の遊びになるが，遷延治癒とは待期によって骨癒合が得られる状態，偽関節は待期しても得られない状態を指す。「言うは易くして」ではあるが疲労骨折でも同様で，基礎疾患で起こった脆弱性骨折でなければ，遷延治癒のように待期で癒合を待てる状況と，偽関節のように骨掻爬，骨移植，固定を行わなければ癒合が望めない状況がある。

　要は待てるのか待てないのかであるが，X線所見をどう読むか，それがどのような経過で生じているのかの判断であり，その境界の判断は難しい。

診療所でのコツと限界

　患者をなだめすかしながら，過度の運動をやめさせ，コーチも交えて治療とスポーツの共存をめざすのがコツである。専門的知識より，患者の全人格的対応が重要である。とはいえ，よほどスポーツ好きの医者でもない限り，診療所で扱えるのは初回の急性期で，通常の骨折像から過剰仮骨を示すくらいが限界である。

Ⅲ 診療所で遭遇する足の疾患

1. 足の怪我と病気

22 有痛性外脛骨

病態

　外脛骨(os tibiale externum)とは，舟状骨の内側に位置し，約20％程度に認められる副骨であり，この外脛骨の障害を有痛性外脛骨という。病名は「外脛骨に痛みがある」ことしか意味しないが，後脛骨筋腱に引っ張られ，外脛骨と舟状骨の間ないしは腱付着部に，微小な損傷が繰り返し起こり，炎症が生じて痛む(図1)。

　形態から，外脛骨が舟状骨から離れているVeitchのタイプ1，接する同タイプ2，癒合している同タイプ3に分類され，有痛性外脛骨はタイプ2に多い。思春期のスポーツ選手に多く，骨端線閉鎖時期が好発年齢と一致することから，接合部の脆弱性の関与も考えられる。

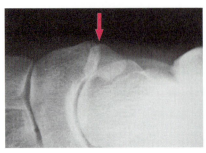

図1　有痛性外脛骨

診　断

　舟状骨内側に痛みがあり，圧痛，腫脹，発赤など炎症所見があり，同部が通常より突出し，X線写真で外脛骨を認めれば，有痛性外脛骨である。

治　療

　後脛骨筋腱の張力が原因と考えられるので，比較的な安静，運動量の軽減が基本となる。炎症を鎮めるための鎮痛消炎薬の外用，過回外防止の足底板を使用する。疼痛の激しい症例には，数回のステロイド剤＋局麻剤の局注を試みてもよいが，3週間以上あけて数回に限る。

診療所でのコツと限界

　他のスポーツ障害と同様に，個々の患者に対応したトレーニングの指導が大切である。「練習のあと，痛むのは仕方がないが，翌日，痛むようなら練習量を1割減らす」など具体的に教える。局麻剤による外来でのドリリングも可能だが，限界かどうかは知識と腕に相談する。

III 診療所で遭遇する足の疾患

1. 足の怪我と病気

23 踵部脂肪褥炎（踵脂肪体萎縮）

病態

踵骨隆起の下には，張りのある特殊な脂肪組織がある。これが老化など，何らかの原因で萎縮すると，荷重により踵骨が床と直接接し，圧が急上昇して炎症を起こして痛む（図1）。この脂肪は他の脂肪と異なり，脂肪細胞が集まって粒に，粒が房に，房が脂肪体（脂肪褥）にと，線維の膜で繰り返し包まれた構造をしている。運動会

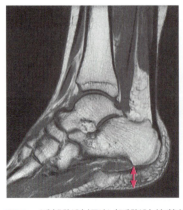
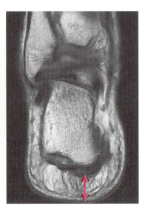

図1　踵部脂肪褥炎（踵脂肪体萎縮）
踵部脂肪褥が萎縮し，炎症を起こす
左：矢状面，右：前額面，矢印は脂肪褥の厚さ

の玉入れの玉のように，小豆を袋に入れ，それを竹籠に封じ込んだ状態を想像してほしい。脂肪は液体で，パスカルの原理で圧迫力は全方向に等しく伝わるので，幾重にも線維組織で包まれた脂肪体は，油を封じ込めた1個のボールのように振る舞い，踵にかかる荷重を踵骨隆起部に均等に分散している。これが，狭い踵で全体重を支えられる秘密であるが，母趾球，小趾球にも同様の脂肪体がある。

　この脂肪体が萎縮しても，ボールの中の油が減ったのと同じで，油の層が切れない限り，圧力は全方向に等しく伝わるので，何も起こらない。ところがさらに萎縮が進み，油の量が減り，油の層が切れると，床と骨は直接接し，圧は他に伝わらず，接触部に集中する。これを底突きといい，踵全体で支えていた荷重が一点に集中するので，圧は急上昇し，疼痛を生じる。圧の上昇は炎症を起こし，疼痛を増悪させる。

診　断

　踵骨隆起底面の中央に圧痛があり，触診で骨突出を直接触れる感じ，脂肪体の緊迫感の減少したやわらかさ，横方向への移動性の触知で診断する。触診は経験としか言えないが，毎日の診療で，患者の正常な踵を触りまくることで，わずかな異常を所見としてとらえることが可能となる。足底腱膜炎と脛骨神経踵骨枝の狭窄性神経症が鑑別診断になるが，圧痛部位が前者は前内側部，後者は内側壁である。

治　療

　バネを圧縮していき，それ以上縮まなくなったとき，急に硬くなることを「底突き」と言うが，これが踵の下に起こって，荷重圧が集中し上昇して，痛みを起こす。これを解消するためには，踵脂肪体の下にクッションを加えて，底突きを防止する。これはバネを直

列に加えたことになり，フックの法則を使えば，最適の足底板の厚さと硬さを計算できそうに思うが，脂肪も足底板もバネのように直線性を示す訳ではないので，残念ながら不可能である。したがって，薄いやわらかいクッション材を何枚か用意し，試行錯誤で厚みを決める。圧の分散の意味から液体を封入したヒール・パッドには期待しているが，市販のシリコン・ラバー製のヒール・パッドは硬すぎる。

圧刺激に対する炎症も痛みの原因になっているので，鎮痛消炎薬の外用も有効であるが，効果は限定的である。微温湯による足浴もよいが，患部の直接的な温熱療法は痛みを増すことがある。

診療所でのコツと限界

履物を中心とした生活指導がコツである。素足での訴えが多いので，厚手の靴下，スリッパを使用させる。女性の高齢者に多いので，屋内の硬い床での対処として，やわらかいムートンのスリッパや，台所の毛足の長いアクリル製の部分敷きカーペットを使わせる。

次に試すべきは，中底も表底もやわらかい踵の高めな安手のスニーカーである。実際に靴の中に指を入れ床に向けて押してみて，やわらかく沈み込みの大きいものを選ぶ。とかく高性能をうたう高価なスニーカーは，ホールド性を高めるとして，硬くしっかりしすぎている。スニーカーやズックなどが効果を上げれば，屋内でも使用させる。診断を確定できるなら，痛みを理解して，日常生活の指導と，刺激の少ない保存療法を続ける。

ヒアルロン酸の注入から衝撃波，脂肪移植まで試されているが，効果は証明されていないので，専門医に送っても正確な診断以上の，効果的な治療は期待しがたい。滅多にないが，経過中にCRPS（複合性局所疼痛症候群。旧称RSD）のような症状を示すことがあるので注意する。

III 診療所で遭遇する足の疾患

1. 足の怪我と病気

24 アキレス腱（付着部，周囲）炎

病態

アキレス腱は最も太く強く，最も強い張力を受け，最も多く使われる腱である。腱自体は元来血行の少ない組織であり，炎症も少なく，修復力は弱い。しかし，腱の付着部は広い範囲で踵骨と接し，腱の周囲もパラテノン（paratenon；腱膜）で包まれ，腱鞘もないので，アキレス腱もこの部位では血行が豊富で炎症も起こりやすく，修復力も強い。このように，アキレス腱の炎症といっても，腱自体，腱周囲，腱付着部では病態が著しく異なるが，これらが同時に，同じような原因で相互に影響しつつ起こることを知らねばならない。その上，アキレス腱付着部付近には，腱より表層と深層に滑液包があり，それぞれ滑液包炎を起こし，痛む。

一口にアキレス腱炎といっても，このように多くの病態があり，それらがからみ合っているので，まずはそれぞれの病態，特徴を知り，その上で対処する。

▼ 狭義のアキレス腱炎

狭義のアキレス腱炎は「アキレス腱症」とも言える病態で，加齢や負荷による微小外傷が，血行の特異性と相まって生じ，加齢変性

と言える。アキレス腱付着部より数cm中枢は，腓骨動脈と後脛骨動脈の分水嶺とも，栄養血行の狭間とも言える血行の乏しい領域がある。日常の微小な損傷が蓄積すると，腱の中心部や前述の乏血領域では，正常の修復が間に合わず，腱線維のフィブリノイド変性や脂肪変性が起こり，脆弱化が進むと，より日常の微小損傷が増えるという悪循環に陥る。

▼ アキレス腱付着部炎

アキレス腱付着部炎は，踵骨隆起に錨着する部分の炎症である。アキレス腱は踵骨隆起に広く付着し，骨膜を通して線維を送り，骨に強固に錨着しているので，付着部には終始繰り返して強い張力が加わっている。腱と骨は剛性か異なるので，その境界部である付着部には，剪断力，圧迫力，張力と種々の応力が働き，微少な損傷が数多く，繰り返し起きる。

若いときには，「骨は骨」「線維は線維」で修復されるが，加齢とともに元の組織ではなく，瘢痕組織や化骨で置き換えられるようになる。これらの代替組織は，本来の組織ほど強度も弾力性もないので，ますます損傷を受けやすくなる。こうして，悪循環的に代替組織への置換が進行する一方，損傷を受けた部分は炎症を起こして痛みを生じるのがアキレス腱付着部炎である。ちなみに，X線写真で見る骨棘は，腱や靱帯の付着部で，損傷された線維の骨への代替置換が，鍾乳石や氷柱のように線維に沿って進んでいったものである。

▼ アキレス腱周囲炎

アキレス腱周囲炎は，アキレス腱周囲のパラテノンを中心とした炎症である。

アキレス腱には腱鞘がないので，腱と周囲組織の潤滑と滑動はパラテノンによって行われ，摩擦による剪断応力を吸収している。し

かし，足関節の背屈により，踵骨隆起後上端でアキレス腱の走行は曲がるので，アキレス腱を骨に押しつける圧迫ベクトルが生じ，摩擦が増加し，アキレス腱表面とパラテノン・踵骨隆起の間に剪断力が生じて，炎症を起こす。炎症は疼痛を起こすだけでなく，血流を増やし，修復機構を刺激してパラテノンを増殖し，線維化を進め肥厚させる。

硬く厚くなったパラテノンは弾力性を失って，腱の伸展に追従して伸展できなくなり，ついには微小断裂を起こす。この損傷部位には血管と神経が侵入し修復が試みられるが，能力以上のアキレス腱の運動が続くと，パラテノンの肥厚化と損傷の悪循環が続き，侵入した神経終末が刺激されて痛む。

▼ アキレス腱滑液包炎

アキレス腱を挟んで，踵骨隆起との間には後踵骨滑液包，皮膚との間にはアキレス腱滑液包がある。これは，腱の変曲点における摩擦の軽減のために正常でもある滑液包であるが，過大なアキレス腱の運動で炎症を起こすと，滑液の分泌が異常に増加し，滑液包内の内圧が高まり，滑液包炎となり疼痛を生じる（図1）。

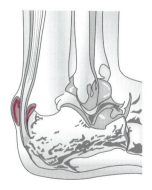

図1 アキレス腱滑液包炎

これらアキレス腱炎，アキレス腱付着部炎，アキレス腱周囲炎，アキレス腱滑液包炎は，細かい部位は異なるが，過剰なアキレス腱の運動と加齢による炎症と変性という共通点があるばかりでなく，互いに増悪を助長したり，逆に互いに改善に寄与したりしている。

診 断

アキレス腱付着部付近に痛みを訴え，圧痛，腫脹などの炎症所見があれば診断する。腹臥位で膝を曲げ，足関節を底背屈して，腱の緊張を変えながら丁寧に触診する。軽くアキレス腱をなでたりつまんだりして，硬さや感触を確かめれば，腱自体やパラテノンの肥厚，硬化など，変性の程度がわかる。

軟化部や結節を触れる場合には，変性が進み，小断裂を繰り返している可能性がある。圧痛が付着部にあればアキレス腱付着部炎，付着部直上に皮下かアキレス腱の骨側に限局した嚢腫様の腫脹があれば滑液包炎，骨から離れた部位に圧痛があり，やわらかめでプチプチ感があればアキレス腱周囲炎の急性期，硬めでパリパリ感があれば慢性期，数cm上に圧痛があり，硬めで腫れがあまり酷くなければアキレス腱炎を考える。

X線写真を撮れば，ハグランド変形，腱付着部の骨棘や腱内の骨化の有無がわかる。大きな結節を触れる場合には，黄色腫や痛風結節もある部位なので，忘れてはならない。明らかな外傷のエピソードがある場合には，アキレス腱断裂との鑑別を要す。逆に外傷のエピソードがないのに，陥凹部を触れれば，糖尿病やステロイド剤の長期投与による，疼痛の少ないアキレス腱断裂がある。

同じアキレス腱付着部付近といっても，細かく部位を分ければ，付着部炎，腱周囲炎，腱炎，滑液包炎と多いものは決まるので，丁寧に触診すれば診断は難しくない。

治 療

　炎症に対して，鎮痛消炎薬の外用が用いられる。痛みの強い症例には数回のステロイド剤局注も用いられ，特に滑液包炎の場合は穿刺による減圧効果も含め，著効する。いずれにしても，負荷にアキレス腱の能力が応じ切れなくなって，微小外傷と炎症を起こし，悪循環に陥り痛みを生じている。腱は筋肉と異なり，負荷をかける訓練によって強化されることはないので，過剰な負荷を減らすしかない。また，同じ負荷でも，加齢変化によってアキレス腱の強度も修復能力も減弱するので，日常生活での負荷でさえ過剰となることがある。

　若年者のスポーツ障害の場合には，炎症は強いが治癒力も十分なので，まず練習を3週間中止させる。その間，温熱療法と鎮痛消炎薬の外用で，炎症の沈静化を図る。

　炎症が止まったら，練習を再開するが，その前にアキレス腱炎を起こした原因を解明して，除去する。多くは練習量の過大だか，ハグランド変形，踵骨外反などの素因，不適切なシューズやフィールド，間違った練習法などの要因をチェックして，取り除かなければならない。その上でトレーニングを再開するが，腱自体は運動によって強化することはできないので，腱にかかる張力の強さと時間を制御できるように，下腿三頭筋を中心とした筋力を強化し，腱に衝撃的張力が加わらないように，屈筋群と伸筋群の協調運動能力を高める訓練をする。しかし，結局は着地と蹴り出し時の張力のピーク値を抑制せざるをえないので，スポーツ選手を説得するのは至難の業である。

　スポーツに素人の医者が，スポーツ好きの老若男女を治療するのだから，簡単で覚えやすく実行可能で危険の少ない復帰計画がよい。練習量は時間か距離（歩数）で決め，減らすのは速く，増やすのはゆっくり行う。最初に3週間練習を中止し，半分の運動量から

再開する。1週間して痛みが増悪していればまた半減し，変わらなければ同じ運動量で，改善すれば1割増やし，1週間続ける。これを繰り返して，元の練習量に戻るまで継続する。要は半分から初めて，1週間ごとに自己診断して，悪くなれば半減，変わらなければ同じで，良くなれば1割増しを繰り返す。

中高年の場合は，日常生活に毛の生えた程度の運動が原因になるので，糖尿病などメタボの基礎疾患のチェックが重要である。若年者と異なり，加齢，日頃の運動，筋力，体重など，本人の要因によってアキレス腱の能力，治癒力が減退し，相対的に運動が過剰になっている。元々高くない運動量を抑制しても，日常生活でオーバーしてしまうので，スポーツやトレーニングはとりあえずやめさせるとしても，日常の歩行や階段の昇降で痛まない工夫が必要になる。

まず，踵のあるやわらかい，踏み返しのしやすい靴を履かせ，歩幅は小さくする。高齢者では，筋力と神経の制御能力が低下し，床反発力に対する対応が悪くなるので，反発力の大きいベルト・コンベア式のランニング・マシンは使わせない。逆に，トップ・アップの斜面台での自重を利用したストレッチや，緩い上り坂のゆっくりしたウォーキングが望ましい。

治りが悪かったり，大会前でどうにかしてくれと言われると，ステロイド剤に手が伸びる。アキレス腱には腱鞘がないので腱鞘炎は起こさないが，昔人間には懸濁性ケナコルト（ケナコルト–A®）の思い出は大きい。よく効いたが，3回使って腱自然断裂を起こし，手術であけてみたら，腱断端にまったく反応性炎症所見がないのを見て，冷や汗をかいた。ステロイド剤にもいろいろあるが，主な原因が炎症なのか変性なのかをよく見きわめて使わないと，患者も医者も痛い目にあう。

本書を含めて，どの成書にもステロイド剤の腱への局注は，腱断裂の恐れがあるとは書いてあるが，だからどうしろとは書いてな

い。どんなにありふれた症例でも，考えれば考えるほど，一例一例異なり，ガイドライン通りの平均的患者は来てくれない。

診療所でのコツと限界

　アキレス腱断裂の起こる40歳前と後で，大きく分けて考える。共通項は運動，スポーツであるが，主に若年者は競争心，中年以降は健康不安でやりすぎる。いずれもやりすぎをやめさせることが治療の中心になるので，考え方を，大げさに言えば価値観，哲学を変えさせることである。滑液包炎には，穿刺とステロイド剤注入が効くが，アキレス腱の前と後ろを間違えないのがコツであり，腱自体に注入してはならない。治りが悪く，X線写真上ハグランド変形があったり，アキレス腱自体が太く硬かったりする場合は，手術適応があるかもしれないので，専門医に回す。部位が異なるので鑑別は容易だが，後足部から足関節の後方には，距骨後突起骨折（シェパード骨折），三角骨障害，長母趾屈筋の腱鞘炎や筋腹の異常などもあるので，安静での改善が悪いようであれば，専門医の意見を聞く。

Ⅲ 診療所で遭遇する足の疾患

1. 足の怪我と病気
25 変形性足関節症

病　態

　　足の変形性関節症には，強剛母趾，足根間変形性関節症，足関節変形性関節症がある。立位で前二者は非荷重で，後者は荷重関節である。また，前二者と距骨下関節は骨性の安定性が弱く，距腿関節は強い。変形性関節症は応力による経年的変化であるが，同じ体重による負荷を受けている足の関節でも，前二者と後者では，主に受ける応力に圧迫力と曲げ応力の違いがある。

病　態

　　足関節は，狭義で距腿関節，広義で距腿関節と距骨下関節を含めた複合関節を指す。
　　距腿関節は鞍馬関節で，内外果，天蓋からなる凹型の関節窩に，凸型の距骨滑車がはまり込み，主に底背屈を行う。本来，距腿関節は拘束性の強い安定した関節であるが，骨折で変形をきたしたり，靱帯損傷で不安定性をきたしたりすると，二次性の変形性関節症を起こす。それ以外に，さしたる外傷の既往もなく起こす，特発性（一次性）の変形性関節症がある（図1）。
　　いずれにしても，不安定性や変形に基づく圧の偏在と集中が起こ

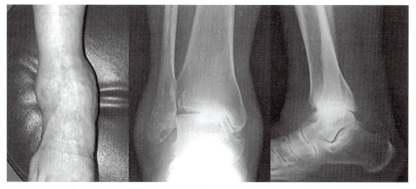

| 外観 | X線写真正面 | X線写真側面 |

図1 変形性足関節症

り，軟骨の菲薄化，消失，軟骨下骨の硬化や脆弱化，嚢胞の形成，骨棘形成を生じ，徐々に骨の圧潰や変形によって関節の形態が変化し，安定性を失う．不安定性はさらなる圧の集中，骨の変形を起こす悪循環に陥り，最終的には関節としての機能を失って，強直となる．この間，疼痛と炎症，関節水腫，可動域制限を生じ，歩行を困難とする．

診 断

　足関節骨折，靱帯損傷や，スポーツ歴，頻回の捻挫の繰り返しなどの既往歴が重要である．中年以降の患者で，荷重や歩行で痛みがあり，腫脹，圧痛，可動域制限や不安定性がある．外観上，足関節の幅が広く，ゴツゴツした感じで，徒手的にストレスをかけながら動かすと，ゴリゴリした軋轢感がある．X線写真では，関節裂隙の狭小化，骨棘の形成，軟骨下骨の硬化を認める．血液検査に著変はなく，関節穿刺でも混濁はほとんどない．

鑑別診断

　変形性関節症の炎症所見は枯れた感じで，発赤はなく，熱感や自発痛，圧痛，腫脹，関節水腫も軽い。これに対して，化膿性関節炎は炎症症状が激しく，血液検査で白血球の増加，炎症反応の亢進など，細菌感染の所見があり，関節穿刺で懸濁した関節液に貯留を認める。リウマチ性関節炎でも炎症所見が強いが，化膿性関節炎ほどの発赤，腫脹，熱感，自発痛はない。関節穿刺では，化膿性関節炎（細菌）や痛風（尿酸結晶）以外にも，色素性絨毛結節性滑膜炎（pigmented villonodular synovitis；PVS，暗赤色の関節液）などが鑑別される。X線写真では，距骨骨軟骨障害，特発性距骨壊死，三角骨障害や，関節リウマチ，糖尿病によるシャルコー（Charcot）関節が鑑別される。

治　療

　一般的な変形性関節症の治療として，比較的安静，荷重の軽減を指示し，軟性の固定装具を装着し，鎮痛消炎薬の外用を用い，ヒアルロン酸やステロイド剤の関節内注入を行う。

　荷重軸の変化による圧の偏在，集中が原因なので，立位荷重位正面のX線写真より，内反，外反のいずれの異常か確認し，外側ないしは外側楔状足底板で矯正する。しかし，荷重軸は脛骨の長軸ではなく，重心と接地点を結んだ軸なので，姿勢や運動により常に変化している。その上，圧の集中の場所と程度は，関節がロックされるか否かで大きく変わる。

　また，楔状足底板の効果は距骨下関節の状況でも変化する。したがって，X線写真の計測から適切な角度が決定できるなどとは思わず，楔を「内側」か，「外側」かを決定する参考程度とし，試行錯誤していってよい。外側型変形性関節症なら内側楔を1週間ごとに5mmずつ高くしていって，高さを決める。よい高さが決まったら，

3カ月ごとに見直す。

関節の不安定性も原因なので，側方支持板のついたしっかりした足関節サポーターか半長靴の靴で，前額面における固定性を得る。市販のバスケット・シューズを代用すると，デザインも価格も受け入れられやすい。

診療所でのコツと限界

足関節脱臼骨折後の変形や足関節外側靭帯損傷後の緩みが，二次性足関節変形性関節症の原因になる。元の病気の治療を適切に行うことが一番の予防だが，変形性関節症が発症するのは数年後，数十年後なので，その間，患者は予防策をとらない。本来は，元の病気を治療した医者が面倒を見るべきだが，下手をすると前医は引退しているかもしれない。二次性の変形性関節症を起こさないように，脱臼骨折や靭帯損傷の既往のある患者を見つけたら，日常生活や運動の指導を行うことである。

手術には固定術と人工関節以外に，矯正骨切り術や靭帯再建術で関節機能を維持したまま術式もあるので，仕事や生きがいに支障をきたしたり，鎮痛消炎薬を常用するようになる前に，手術が可能な施設に送る。

Ⅲ 診療所で遭遇する足の疾患

1 足の怪我と病気

25 変形性足関節症

141

III 診療所で遭遇する足の疾患

1. 足の怪我と病気
26 足関節骨軟骨障害

病態

かつて「骨軟骨症」や「離断性骨軟骨炎」と言われていた病態で，現在ではその原因を問わず，軟骨と軟骨下骨の障害された病態を「骨軟骨障害」と総称する．部位は距骨滑車上面の外側，ついで内側に多く，脛骨天蓋部には少ない．原因には，外傷，血行，形成不全など諸説あるが，不明である．軟骨下骨の吸収像から始まり，透亮像から周囲が硬化して骨嚢腫様の像を示す（図1）．初期に軟骨表面は正常だが，軟骨下骨が消失すると，陥凹したり裂隙を生じたりして，最終的には遊離する．しかし，病態の進行の速さは様々で，全例が放置すれば最終像まで進むのか，自然に停止するのかは，まだ明らかではない．

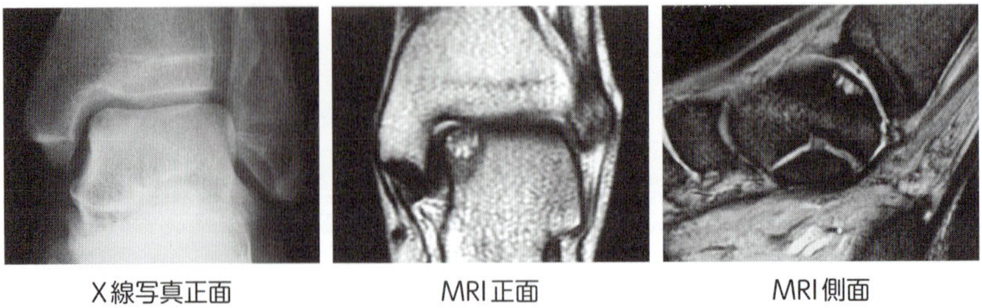

X線写真正面　　MRI正面　　MRI側面

図1　足関節骨軟骨障害

診　断

　　運動時の関節痛を主訴として来院することが多い。炎症所見は軽度で，非荷重時の自発痛はないが，関節窩隅角部前縁に圧痛を認めることがある。足関節正面Ｘ線写真で距骨滑車上面隅角部に透亮像を認めれば診断しうるが，初期に単純Ｘ線写真だけで見いだすのは難しい。疑えばMRIで検査するが，MRI後に病巣部位がわかってからＸ線写真を見直すと，発見できることが多い。

治　療

　　運動時痛から始まることより，運動量の軽減を指示し，鎮痛消炎薬を外用する。原因が不明で，自然経過も判然としていないので，運動の中止で疼痛は軽減するが，Ｘ線像は変化せず，保存療法の効果は明らかでない。

　　手術はドリリングから骨軟骨移植まであり，関節鏡下の手術も進んでいるが，放置例の自然経過の観察が不十分なので，手術時期の決定は難しい。いずれの手術もある程度の効果は確認されているので，日常の歩行で常時疼痛があれば手術適応だが，それ以前に行うかどうかは，患者のスポーツ嗜好の度合いによる。

診療所でのコツと限界

　　運動負荷の調節と鎮痛消炎薬の使用が治療となる。原因に軟骨下骨の微小骨折や圧の集中，局所性の血行障害や骨壊死などが挙げられているので，固定装具や足底板による荷重の矯正などの効果が期待されるが，確かなものはない。手術のリスクが大きくないので，患者の欲求が強い場合は，専門医に紹介する。

III 診療所で遭遇する足の疾患
1. 足の怪我と病気

27 後脛骨筋腱機能不全（PTTD）

病態

　　後脛骨筋腱が内果下方の足根管内で断裂し，その機能が失われることによって，外反扁平足となる疾患である。中年以降の女性に多く，内果部の腱鞘炎が先行することが多いが，加齢変性も合併するので，炎症が酷くないまま断裂する症例もある。変形は単なる前足部内反，扁平足ではなく，舟状骨を要とした三角錐の立体構造が内倒しに倒れ込む，三次元的変化である。この変化には，踵骨軸の外反，舟状骨の内下方転位，外反母趾，中足骨の外側偏位，内側列の延長と外側列の短縮を起こす。最終的には距骨頭が載距突起から内下方に脱転する。

診断

　　初期には土踏まずに疼痛，内果部下方に圧痛がある。中期には，後方から見ると踵骨が外反してハの字になり，前足部の外旋により外側趾が多く見える（too many toes sign, 図1）。末期には踵骨は内側に倒れ，舟状骨と距骨頭が内側に突出し，著明な扁平足，外反母趾，外反足を呈する。中期と末期は矯正できるか，拘縮しているかで分ける。

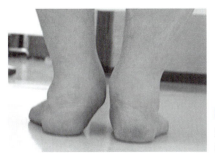

図1　後脛骨筋腱機能不全
踵骨外反とtoo many toes signが認められる

　変形が明らかになれば診断は容易であるが，初期に診断するためには，片側つま先立ちが難しくなる徴候が重要で，左右差があれば陽性とする。このとき，内果下部の圧痛や腫脹を認めれば診断できる。多かれ少なかれ炎症が先行し断裂に至るので，圧痛と腫脹は重要であるが，腱の加齢変性が基礎にあるので，炎症所見が酷くないといって油断してはならない。腱鞘炎や腱炎というより，腱症という病態である。診断を確定するにはMRIが有用で，腱の膨化や縦断裂が重要である。

　中期以降は荷重位でのX線診断が重要で，踵骨外反，舟状骨内下方転位，距骨頭の内反底屈や外反母趾，外反足の程度を診る。拘縮の有無，矯正の可否の診断をするために，変形を徒手矯正してみて，硬さと舟状骨，距骨頭の位置を確認しておく。

治療

　炎症があれば鎮痛消炎薬を内服し，外用でも使う。踵骨を内反矯正し，後脛骨筋腱の緊張を軽減するため，内側楔状板とアーチ・サポートつきの足底板を処方する。腱鞘炎の所見が強ければステロイド剤の局注を行うが，腱の変性変化を増長するので好まない。

診療所でのコツと限界

　早期発見が重要で，中年以降の女性で，中年以降に発症した片側性外反母趾の原因になっているので，内果部痛の既往と圧痛だけは調べてほしい。実際に骨格の変化が起こってからでは手術が大がかりになるので，診断がついたら専門医に送って手術の時期を決定する。

Ⅲ 診療所で遭遇する足の疾患

1. 足の怪我と病気

28 捻挫と打撲

① 捻 挫

病 態

外力で，可動域を越える関節の動きを強制され，骨，軟骨以外の関節を構成する軟部組織が損傷された障害の総称である。

この軟部組織には，関節包，靱帯をはじめ，脂肪織，皮膚，筋，腱，腱鞘，神経，血管など多くの組織が含まれる。したがって，内出血（皮下出血），腫脹，疼痛，運動痛，荷重痛，可動域制限などの症状を呈する。

軽度の外傷であれば，その治療を行う上で，損傷組織を軟部組織以上にくわしく診断することが，必ずしも患者の肉体的，経済的利益に必要ない場合が非常に多い。この場合，損傷機転や局所の診察所見から，受傷部位が関節であり，骨折や脱臼が考えにくく，短期間（通常を3週間以内）で自然治癒するであろうと想定できる場合に捻挫と診断する。

しかし，損傷された組織が特定でき，それが主症状になっている場合には，捻挫の病名は使用しない。たとえば「前距腓靱帯断裂」のごとく，組織名と損傷名を組み合わせて呼ぶ。この場合，その周

辺にある組織もある程度損傷していることは，自明の理である。したがって，想定した短い期間を経過しても自然治癒しない場合は，捻挫という診断を変更すべく診察を繰り返し，検査を進めて診断を見直さなければならない。

② 打　撲

病　態

　外力で皮膚から骨までの軟部組織が損傷された状態の総称である。皮膚，脂肪織，筋肉，神経，血管など多くの組織が含まれ，皮膚損傷，発赤，腫脹，疼痛，皮下出血などの所見を呈する。

　捻挫と同様，軽度の外傷であれば，損傷組織をくわしく特定することが，必ずしも患者の肉体的，経済的利益に必要ない場合が非常に多い。骨折が否定的で，運動，知覚の診察から神経，血管，筋肉に明らかな機能障害や損傷が認められない場合に使用される。想定した短い期間を経過しても自然治癒しない場合，診断を見直す必要があるのは捻挫と同様である。

III 診療所で遭遇する足の疾患

1. 足の怪我と病気

29 足関節外側靱帯損傷（急性，陳旧性）

病態

外果下端から前方に向けて前距腓靱帯，下方に踵腓靱帯，後方に後距腓靱帯があり，併せて「足関節外側靱帯」と総称する（図1）。これらの靱帯は，内返し（足の甲が外側を向く）捻挫で損傷され，最も多い靱帯損傷である。これらの靱帯が断裂すると，内旋，内反（内返し）方向への制動が障害され，足関節の不安定性を生じる。内返し捻挫の機転は，日常生活やスポーツ活動で起こしやすいので，損傷を繰り返し，不安定性が増悪し，長期間継続すると二次性変形性足関節症の原因となる。

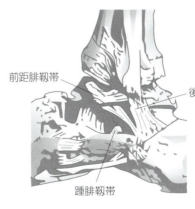

図1　足関節外側靱帯

診断

内返し捻挫の受傷機転があり，外果部に腫脹，疼痛があり，圧痛，運動痛が強ければ足関節外側靱帯損傷を考える．骨折の疑いがあればX線検査で除外する．靱帯損傷と確診するには，「引き出し現象」（図2）などの徒手検査と，足関節の内反ストレスX線撮影（図3）が必要だが，早期には，疼痛に対する逃避反射が強く正確な検査ができない．この時期には，外傷機転と局所所見，疼痛の強さによって，靱帯損傷またはその疑いと診断する．

疼痛が軽減した後，残存した靱帯損傷による不安定性が，その後，日常生活やスポーツ活動に疼痛や支障をきたすか，また将来，変形性関節症を起こすかの二点を判断するために検査を行い，診断を確定する．

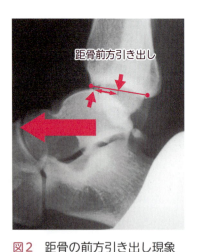

図2　距骨の前方引き出し現象
徒手的に踵を前方に引っ張り，距骨ドームと天蓋の中点（小矢印）のずれた距離（両端矢印）を，天蓋の前後径で除した％を示標とする

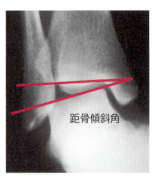

図3　足関節内反ストレスX線写真

治　療

　急性期には， 外傷時の一般的治療であるRICE（rest, icing, compression, elevation；安静, 冷却, 圧迫, 挙上）法と固定（弾性包帯, 軟性足関節固定装具, ギプス・シーネ固定）を3週間行う。荷重は可能な限り早期に行うが, 松葉杖を使用させる。最近はスポーツ, 特に早期の復帰を重視して, 早期の手術やリハビリを勧める情報が多いが, 単にスポーツといってもプロのスポーツ選手, クラブ活動, 趣味でまったく異なり, 一般的治療としては古典的な安静, 固定が原則である。

　慢性期に痛みや不安定性がのこり, 日常生活に障害をのこせば, 再建術を行う。

　慢性期の日常における不安定感は, 接地後の「ぐらっと」「かくっと」と「脱けるような感じ」, 英語ではgiving way（膝折れ）と表現される。スポーツ活動では運動により異なるが,「しっかりしない」「ぐらつく」「きまらない」などの表現が聞かれる。これらが, 単に靱帯のチェック機構の不全による実際の不安定性なのか, 深部知覚の障害による不安定感, 不安感なのか, またその両方なのかは区別できない。

　また, 後ろ向き研究によれば, 変形性関節症の患者の多くが, 靱帯損傷の既往を持ち, それを繰り返し, 不安定性が強いことは経験上わかっている。しかし, 捻挫や靱帯損傷の患者がこれだけ多いと, 全体の中で, どの程度の不安定性があれば, どの程度の割合で変形性関節症が発生するのかは, まったくわかっていない。

　したがって, スポーツ活動への早期, 無制限の復帰を望むプロのスポーツ選手は別として, 痛ければ運動量や強度を調節できる, 一般のスポーツ愛好患者の再建術の必要性を診断するのは困難である。いわんや一般の患者に, 手術を勧めるか否かは判断が難しい。日常生活に支障をきたせばといっても, 患者によって千差万別であ

り，結局は手術をする医者と受ける患者の考え方と決心による。

診療所でのコツと限界

　一般の医療とスポーツ医学を，切り分ける必要がある。また，スポーツに対する患者の考え方をしっかりとらえて治療することが肝要である。患者はプロのギア（器材）に憧れるばかりでなく，治療法まで真似をしたがるが，医者が振り回されてはならない。

　捻挫を含めれば，これだけ多いにもかかわらず，どの程度の不安定性を，年齢を含めてどんな人が持っていれば，予防的な再建術が必要か明言できないことは歯がゆいが，不安定性と疼痛を訴える患者は，限界だから専門家に回すとしか言えない。

III. 診療所で遭遇する足の疾患

1. 足の怪我と病気

30 足根管症候群

病態

　　足根管とは，足関節内果下方にある骨性の溝で，靱帯性の蓋（屈筋支帯）で覆われる。その中には，脛骨神経，後脛骨動・静脈，後脛骨筋腱，長母趾屈筋腱，長総趾屈筋腱が通る。この管の中に，ガングリオンなど何らかの空間を占拠するものがあると，脛骨神経は圧迫されて絞扼性神経症を起こし，知覚や運動神経の麻痺を生ずる。

診断

　　痺れや足根管部の圧痛，放散痛を訴える。足根管の触診で腫瘤を触れ，圧迫でティネル（Tinel）様放散痛があり，足底の支配領域に知覚低下があれば診断できる。手根管症候群と相似する疾患であるが，母指球筋萎縮のような機能障害は示さない。X線写真には特別の所見はないが，足根管底部の先天性足根骨癒合症の骨性隆起は足根管症候群の原因となる。MRIでガングリオンなど空間占拠物を見れば診断が確定する。しかし，臨床診断で手術した症例で，占拠物を見ない例も少なくないので，除外診断にはならない。筋電図で知覚神経伝導速度の低下を証明すれば，診断は確定する。

治　療

　　占拠物があれば，手術が望ましい。占拠物がなくて症状が軽けれ
ば，数回のステロイド剤注入を試みてもよい。手根管症候群の母指
球筋萎縮のような回復不可能な症状がないので，支障がなければ経
過観察することもできる。

診療所でのコツと限界

　　診断が確定すれば，末梢神経の手術ができるところへ紹介する。

III 診療所で遭遇する足の疾患

1. 足の怪我と病気
31 先天性足根骨癒合症

病態

足の骨格形成期の足根骨分離不全で，距骨踵骨間，踵骨舟状骨間（踵舟棒）に多い。完全癒合では症状が少ないが，線維性の不全癒合では，変形性関節症と同じように疼痛を起こす。

診断

中高生がスポーツを始めて症状を出す例が多い。後足部の運動時痛があり，X線学的診断が主になる。不全癒合に症状があるので，骨性の完全癒合を見つけようとしてみると，診断がつかない。関節裂隙の狭小化や関節の形態異常で疑い，CTとMRIで診断する（図1）。踵骨頸部と舟状骨外側端の間の癒合症は「踵舟棒」と呼ばれ，骨性の癒合でも症状を出すので，斜方向の単純X線写真で発見されることが多い（図1）。

治療

癒合部にかかる応力が原因なので，運動負荷を軽減する。炎症もあるので，鎮痛消炎薬を外用させ，部位診断を兼ねてステロイド剤と局麻剤を施行するのもよい。距骨下関節の運動を抑制することが

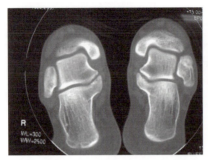
CT画像

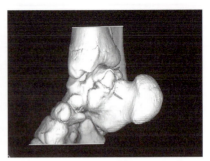
3D-CT画像

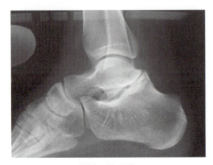
単純X線画像

図1　先天性足根骨癒合症

大切で，不整地歩行を避ける。登山靴の様な底が硬い足首が固定される靴が望ましいが，日常やスポーツでは難しい。日常生活に支障があれば，手術は不全癒合部を切除して可動性を解決するか，逆に関節固定を行う。どちらを行うかは，癒合の範囲と程度による。

診療所でのコツと限界

若年者が，運動を始めてから，後足部に痛みを訴え始めた症例には，念頭に置く疾患である。運動抑制の説得は診療所で可能だが，応じない患者は難しい。

III. 診療所で遭遇する足の疾患

1. 足の怪我と病気

32 アキレス腱断裂

病 態

　アキレス腱は腓腹筋とヒラメ筋からなる下腿三頭筋の，踵骨隆起部への停止である。腓腹筋は大腿骨下部に起始部を持つ二関節をまたぐ筋なので，アキレス腱は足関節と膝関節が同時に伸展すると最も緊張する。アキレス腱の停止部より数cm中枢は，栄養血行の分水嶺となるので血行に乏しく，加齢や運動による変性も起こりやすく，衝撃的な張力で断裂する。断裂する部位，形状，程度は，加わった力と変性の程度によりいろいろである。

　断裂部位は腱部，筋腱移行部，付着部に分けられる。糖尿病やステロイド剤の長期投与があると，自然断裂，病的断裂ともいえるような，わずかな外力で断裂することがある。この場合，痛みが軽く，受傷時に患者がアキレス腱断裂と自覚しないので，陳旧例で初診することもある。

診 断

　受傷直後では，診断に迷うことは少ない。「走っていて，パシッと音がした」とか，「バットで後ろからなぐられたかと思った」などと訴え，アキレス腱部に歩けないほどの激痛がある。重力に逆らっ

ての足関節底屈ができず，トンプソン・テスト（Thompson test，腹臥位で下腿を垂直に保ち，下腿三頭筋を鷲づかみにすると足関節が底屈する）が陰性である。断裂部には陥凹を触診し，圧痛を認める。X線写真の軟部陰影に断裂像を見ることもある。エコーがあれば診断も容易で，正確である。MRIがあればより情報は増え，正確になるが，あえて必要はない。

　不全断裂ではトンプソン・テストは陽性で，自動底屈も可能なことがあり，診断に迷うこともある。エコーがあれば直ちに診断し対応できるが，MRIを待つくらいなら，迷う例は「断裂」と診断して対処したほうがよい。

治　療

　ギプス固定が必要なので，原則，整形外科医が治療する。重力に逆らって自動底屈可能な不全断裂例は，3週間，自然下垂位でシーネ固定し，両松葉杖で非荷重とさせてもよい。保存か手術がいまだに議論されているが，通常のアキレス腱断裂であれば，手術のメリットはないと考えている。骨折のギプス固定とは異なり，足部に綿包帯を厚めに三重くらいに巻いて，底屈位で固定し，ヒールを高くつま先が着かないようにし，踵荷重で歩かせておけばよい。リハビリが必要な関節拘縮や筋萎縮は来ないし，スポーツ愛好家が心配する関節位置覚や深部知覚の障害も来ない。とはいっても，整形外科医もギプス固定の手加減など忘れてしまった今では，手術のほうが簡単なのかもしれない。

診療所でのコツと限界

　糖尿病，痛風結節，黄色腫，ステロイド剤による病的断裂は軽症に見えるが，手をつけない。骨粗鬆症による付着部剝離骨折も同様である。不全断裂をどこまで診療所で治療するかは難しいが，初期

に重力に逆らって底屈できるならば，日常生活に支障をのこすことはない。試合結果を気にするスポーツ愛好家は，必ず不満を残すので，専門医に任せたほうがよい。

Ⅲ 診療所で遭遇する足の疾患

1. 足の怪我と病気
33 下腿筋膜裂傷

病態

　　下腿三頭筋のうち，腓腹筋は二関節筋なので，ヒラメ筋よりは伸縮距離が長く，筋腹の周径の変化も大きい。そのため，急激で強力な収縮により周径が急に増大し，筋膜が対応できずに裂けて，筋膜裂傷を起こす。一度，裂け目が生じると，筋肉が収縮するたびに裂け目は広がり，場合によっては筋肉がヘルニア（脱出する）を起こす。そのため，疼痛を起こすばかりでなく，治癒機転の遅れをまねき，痛みが遷延する。

診断

　　走っていて下腿に急激な痛みを感じる。アキレス腱断裂だと思って来院する患者もいる。トンプソン・テストは正常で，痛みのために足関節の強い抵抗に抗しての底屈は弱いが，不可能なことはない。腓腹筋筋腹に局在性の圧痛を認め，陥凹を触知することもある。X線写真に所見なく，エコーがあれば診断に有効である。

治療

　　原則的に安静だけで治癒する。筋腹の周径の増大を止め，裂傷の

再開離を防ぐため，足首から疼痛部の上まで，3週間テーピングか弾性包帯で固定する。足関節の背屈を抑制するために，健側を患側より前に出さないように歩行させる。

診療所でのコツと限界

意外と重病感が強いので，アキレス腱断裂と異なり，時間が経てば自然に治癒し，障害ものこらないことを説明して，安心させる。ただし，スポーツ愛好家には受傷後3カ月間は再発しやすいので，ダッシュなどの急激な運動は避けるように釘を刺しておく。

III 診療所で遭遇する足の疾患

1. 足の怪我と病気

34 シン・スプリント

病態

シン (shin) とは「すね」「脛骨」で，脛骨内前面に痛みを訴える過労性疼痛の通称である．スポーツの世界で用いられ，脛骨の疲労骨折から筋肉の疲労まで雑多のものが含まれるので，医学用語としては使われない．

診断

種々の病態を含むので，筋や骨膜の過労性炎症と言われる単に練習量の減少ですむものから，疲労骨折，コンパートメント症候群など早急の治療を要する疾患を区別することが必要である．疲労骨折は繰り返す長期の病歴とX線写真，限局した疼痛と圧痛，運動痛で，コンパートメント症候群は急激な発症と広範囲な硬性の腫脹，圧痛，他動伸展による特徴的な強い疼痛で鑑別し，専門医に回す．

治療

安静と鎮痛消炎薬の外用で加療するが，運動量の過剰も含めて，練習方法，練習環境に原因があるので，それを特定排除することが肝要である．特にランニングの場合，靴と走路のクッション性と衝

撃に対する走法の工夫が大切である。

診療所でのコツと限界

　シン・スプリントはスポーツ界の通称であるから，これに満足せず，病態にもう一歩踏み込んだ診断をし，疲労骨折，コンパートメント症候群などを鑑別する。それ以外のものは，単に一過性の過労性のものか，炎症を繰り返す悪循環に陥っているかを見きわめ，前者には運動法，運動量の指導で，後者にはRICE法と鎮痛消炎薬の外用，運動の中止とその後の漸増で対処する。スポーツ・オタクで指示に従わなければ，スポーツ・ドクターに紹介する。

Ⅲ 診療所で遭遇する足の疾患

1 足の怪我と病気

34 シン・スプリント

163

III 診療所で遭遇する足の疾患

1. 足の怪我と病気

35 脛骨疲労骨折

病態

　脛骨の疲労骨折は，スポーツなど過剰な運動により繰り返された応力による骨折である。似たものに，糖尿病，リウマチによる関節炎，骨粗鬆症，ステロイド剤の長期使用などによる脆弱性骨折がある。疲労骨折は過激な運動時に応力の集中する脛骨前弯の頂点部に多く，脆弱性は骨粗鬆化，脆弱化が著明な脛骨中枢部，末梢部に多い。脆弱性骨折は無理な歩行や捻挫で応力が集中する内果基部や，脛骨ではないが腓骨下端外果中枢部にも認められる。両者の病態は似て非なるものではあるが，病状やＸ線学的所見は似ており，病態はオーバーラップする。

診断

　通常の骨折の機転がなく，過剰なスポーツ経歴があり，練習時の疼痛から，常時の疼痛，日常生活での支障をきたす疼痛という，漸増する痛みの現病歴があり，Ｘ線写真で骨折像を認めれば診断できる（図1）。スポーツによる疲労骨折は練習を中止して，自然治癒の可能性を診る。Ｘ線写真で硬化像があり，その間に明瞭な透亮像を認め，周囲の化骨や骨膜反応が少ない場合には偽関節の可能性が強

164

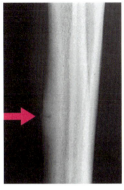 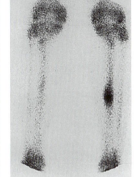

X線写真　　　　　骨シンチグラム

図1 脛骨疲労骨折

い。逆に萎縮吸収像が強く，骨折線が不明瞭ないしは連続性が保たれ，過剰仮骨がある場合には遷延治癒骨折で，保存的治療で癒合する希望がある。前述した脆弱性を惹起する基礎疾患があり，部位も好発部位であれば脆弱性骨折と診断する。

治療

　偽関節と見なされる疲労骨折は，経皮的ドリリングに外固定から，偽関節部を掻爬切除して骨移植，内固定まで手術的に治療する。遷延治癒と見なされる範囲であれば練習をやめ，単なる軽荷重歩行から，膝蓋腱で支持するPTB (patellar tendon bearing) 装具ないしはギプス固定によるものまで，保存的に加療する。3週間でX線学的所見に変化なければ注意し，6週間改善がなければ，治療方針を変更する。

診療所でのコツと限界

　ストレスの削減で，自然治癒が期待できるか否かを，それまでの経過から判断することがコツである。ややもするとX線学的診断に

頼りたくなるが，患者の療養態度で結果は大きく異なるから，現病歴から患者の気質やスポーツに対する考え方をつかみ，3週間ごとに疼痛や局所所見から対応を変えていくフィードバックが治療の要である。しかし，病態と患者の組み合わせで決まることなので，3〜6カ月で無理と見きわめをつけたら専門医に送り，手術する。

III 診療所で遭遇する足の疾患

1. 足の怪我と病気
36 コンパートメント症候群

病態

コンパートメント (compartment) とは部屋，隔壁で仕切られた閉鎖空間のことである。このような空間が下腿と足部にあり，線維性の隔壁に仕切られた空間に，筋肉や動静脈，神経などの軟部組織が入っている。

▼ 急性コンパートメント症候群

打撲や挫滅，過労など何らかの原因で炎症が生じると，筋肉を含めた軟部組織に浮腫が生じ，コンパートメントの内圧が上昇する。コンパートメントの中を通る静脈には中枢に向かう一方通行弁があり，筋肉の収縮による内圧の上昇により，静脈内の血液は中枢に送り出される。通常は筋肉の弛緩により内圧は下降し，末梢から血液が流入する。これが繰り返されることにより，末梢から中枢へ静脈血は還流している。ところが炎症により内圧が上昇し，静脈圧（拡張期圧）を超えると，筋肉が弛緩しても末梢から血液が流入せず，したがって筋肉が緊張しても中枢に送られるべき血液が存在しないので流出せず，血液還流は停止し，うっ血を起こす。

このうっ血は血管内圧を上昇させるので，水分を血管外に漏出さ

せ，第3スペースの水分量を増加し，浮腫を亢進し，さらに隔壁内の圧を上昇させる。こうしてさらに上昇した内圧が，ついに動脈圧（収縮期圧）を超えると，中枢からコンパート内への動脈血の流入が止まり，阻血状態となる。この阻血は酸素の供給を阻害し栄養も妨げるので，炎症を亢進する。これが一定期間続くと筋肉は壊死に陥り，その壊死物質はさらに炎症を増進する。

このように，内圧の上昇はその原因にかかわらず，一度，阻血を生じれば，「阻血→壊死→炎症→浮腫→内圧上昇→阻血」の悪循環に陥り，悪化の一途をたどる。同様な悪循環は既にうっ血の状態でも生じており，「うっ血→酸素分圧の低下→炎症→内圧の上昇→うっ血」という悪循環が状態の悪化を加速している。こうして，「鬱血」「阻血」という二段ロケットのような機転で，一度生じたコンパートメント症候群は加速度的に阻血性壊死・拘縮へと転げ落ちていく（図1）。

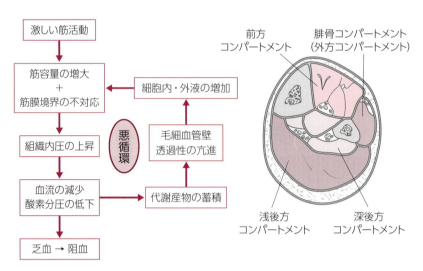

図1　スポーツによるコンパートメント症候群のメカニズム

▼ 慢性コンパートメント症候群

　前述した加速度的に急激な悪化をたどる急性コンパートメント症候群とは別に，慢性コンパートメント症候群ともいうべき病態がある。

　骨折や圧挫のように大きな外力で一気に内圧が増加しなくても，過労というような過剰な運動においても，一時的な酸素分圧の不足から，疲労性の筋炎ともいうべき炎症が筋肉に起き，浮腫と内圧の上昇が起きることは日常のスポーツ活動においてめずらしいことではない。

　通常は休息期間を経ることにより，炎症の原因となる老廃物や酸素不足の状態も解消され，元に戻る。しかし，過剰な運動や不十分な休息により，浮腫や炎症を翌日まで持ち越し，慢性的な炎症と浮腫が続くと，筋膜やコンパートの隔壁の線維化が亢進し，厚く硬くなり，弾力性を失う。隔壁が伸縮性を失うと，内圧の上昇をコントロールする能力が低下し，わずかなボリュームの増加で急激に内圧が上がりやすくなる。悪循環に陥るまでの状態にはならなくても，日頃の練習で内圧が上昇し，痛みを感じやすくなる病態が慢性コンパートメント症候群と言われるものである。

診　断

▼ 急性コンパートメント症候群

　打撲や圧挫など大きな外力による受傷があり，激しい痛みと知覚，運動麻痺を伴うので，疑うことは容易である。骨折でギプスを巻いた場合は別として，骨折後には圧が隔壁外に脱けるためか，意外と起こらない。局所の硬性の腫脹，皮膚の緊張，圧痛，運動痛があれば疑い，神経麻痺があれば診断する。内圧が水柱30mm以上で診断するが，針による内圧測定は再現性がよくないので，臨床診

断でよい。筋膜切開をするかどうかは，診断に迷うところであるが，迷えば転送する。

▼ 慢性コンパートメント症候群

繰り返す運動中，運動後の疼痛であり，足関節の自他動屈伸時の疼痛，筋腹の圧痛，緊張感で診断する。運動時の疼痛発生の閾値が下り，回復に要する時間が延びてきた現病歴も重要である。

治　療

急性コンパートメント症候群で，筋膜切開の必要がないと診断すれば，患肢の挙上と安静，冷却である。

慢性コンパートメント症候群では，日常動作で痛みを感じる症例ではかなり長期，3カ月以上の運動中止と，比較的安静が必要になる。日常動作で内圧が上がる状態であるから，夜間の患肢挙上で浮腫の軽減に努める。

診療所でのコツと限界

いずれにしても治療が難しい疾患である。徹底した患肢挙上が大切で，股関節，膝関節それぞれ30°屈曲位の座布団か箱での挙上を勧める。

遭遇する機会はないだろうが，どうしても診療所で筋膜切開を行わざるをえないとしたら，下腿外側，中半分を腓骨上で切開し，曲のクーパー剪刀で鈍的に腓骨に達し，クーパーの片方の刃で腓骨の全周囲を全体の2/3にわたって剥がしてくる。これで，すべての下腿のコンパートメントを解放したことになり，重要な神経血管も避けられる。まあ，12時間以上援助が受けられず，孤立することはないだろうから，机上の遊び，話の種である。危ないと思ったら転送することである。

下腿や足に無関係な手術術後のコンパートメント症候群もわずか
ながら報告されている。特に肺梗塞予防の圧迫装置の故障や，術中
の姿位（砕石位など）で報告されている。

III 診療所で遭遇する足の疾患

1. 足の怪我と病気

37 下腿静脈瘤

病態

下腿の深部静脈血栓が起こると，副血行路として表層の静脈血行が増え，皮下に静脈瘤が起こる（図1）。醜状を訴えるほか，静脈瘤のため静脈弁の不全や血栓が起こると浮腫や炎症を起こし，痛みや痒みを生じる。妊娠後期時に目立つことからわかるように，腹腔内など中枢での静脈血還流障害が原因となることもある。

診断

特に診断に迷うことはないが，原因となる深部静脈血栓症の程度

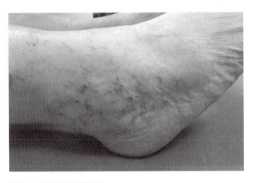

図1　足部静脈瘤

は知る必要がある。触診で静脈に沿って硬結を触れる場合は血栓を生じていて，痛みの原因となることがある。エコーで見れば血流の程度，方向までわかり，大変有効である。稀に動静脈瘻による表在性下腿静脈瘤があるが，異常な拡張，時に拍動や血管雑音まであるので，区別する。

治　療

　弾性ストッキングを履かせ，挙上しながら足関節の自動運動を行う。ストッキングの周径，長さを合わせることが肝心で，ストッキングを履くだけでは効果が少なく，下腿筋の収縮が重要なことを教える。静脈瘤だけでなく，浮腫も伴う例では，血管外科で深部静脈のストリッピングや硬化術を考える。

診療所でのコツと限界

　瘙痒感を伴う下腿の静脈瘤，浮腫，皮膚の乾燥は，冬場，高齢者によく見られる症状である。ストッキングは保温，保湿，圧迫と一石三鳥と思うのだが，圧迫が痒みを誘発することもある。ヘパリン類似物質の軟膏は抗炎症作用も期待でき，保湿にもよいが，たっぷり塗らないと効果が少ないので，常用するには高価である。「ゲートル」といっても死語になっているが，弾性包帯を巻き上げることができれば圧の調節が自在で，効果も大きいが，医者も患者も面倒くさがってやろうとしないのは残念である。

　下腿静脈瘤の原因の1つが，深部静脈の血行不全であるから，エコノミー症候群や術後の肺梗塞の注意の1つもしたくなるが，脅かしすぎだろう。

III 診療所で遭遇する足の疾患

1. 足の怪我と病気

38 下腿浮腫

病態

疾患名ではなく症状であるが，多い患者の訴えである。循環器疾患，腎疾患などの症候性のものから，原因不明で特発性とされるものまで，いろいろである。

浮腫は血管やリンパ管から外へ水分が漏出した状態だから，血液やリンパ液の静水圧と浸透圧の増加が原因となる。静水圧の上昇は背圧（バック・プレッシャー）によって起こり，右心不全や通過障害と，第二の心臓と呼ばれる，静脈弁と筋収縮による還流機構の障害が原因である。一方，浸透圧は主にアルブミンの低下によって生じ，低栄養や肝臓，腎臓の機能障害によって起こる。

右心不全による背圧の上昇は，多くの循環器，呼吸器疾患の終末像として生じる。中枢への通過障害は，妊娠から悪性新生物まで腹腔内での静脈圧迫や，リンパ節郭清術後に生じる。しかし，高齢者では加齢による総合的な身体機能の低下で起こり，単なる運動不足や下肢の下垂も大きく関与する。

診断

浮腫が下腿のみか，下肢全体か，片側性か，両側性か，全身性か

を考える。浮腫が上肢や顔にまであれば，浸透圧の障害で，両下肢だけであれば静水圧の問題であるから，既往症，合併症を聞けば想像はつく。

　片側下肢の浮腫であれば，大静脈分岐部までの通過障害で，鼠径部が最も怪しい。両側の下腿であれば，両側下肢の場合と同じで，程度の軽く大体が目立たないだけか，浮腫ではなく腫脹というべき炎症性のものかもしれない。片側の下腿のみの浮腫であれば，少なくとも原因は局所にあるが，意外と当てはまる疾患は少ない。単に対側が軽いだけなのか，深部静脈血栓などで片側性に還流機構の障害を起こしたのか，悩むところであるが，ここまで追い込めば，局所所見で臨床診断が可能である。エコーが使えれば診断も確実になる。

治　療

　症候性の場合は原因疾患の治療が一番であるが，特発性というべき原因不明の浮腫も含めて，対症療法が大切である。まず，第二の心臓の機能強化のために，弾性ストッキングを着用させて，足関節の自動底背屈運動を励行する。可能であれば水中歩行は水圧の効果もあり，効果的である。次に，家事を含めて日常の活動性を上げさせて，歩行を励行する。

診療所でのコツと限界

　これからは，加齢としか言いようのない下腿浮腫のような疾患が増加する。局所から全身，全身から日常生活，精神生活まで，トータルで治療する必要がある。局所だけ診ないで鳥瞰的に診ることがコツと言える。一方で，できてしまったからでは手の打ちようのないリンパ節郭清後の浮腫などは，専門医以外が納得させることは難しい。

III 診療所で遭遇する足の疾患

2. 足に症状を起こす足以外の病気

1 中枢神経障害（脳血管障害，頸部脊髄症，脊髄損傷）

病 態

　脳梗塞，脳出血をはじめ，脊髄損傷など中枢神経の障害により，足の障害が起こることは当然であるが，足にまで医学的関心が及ぶことは少ない。しかし今後は，脳機能障害を抱えたま生きながらえる有病寿命は，ますます延長して，今まで軽微の障害として無視されてきた，二次的な足の器質的障害が医療の対象となっていく。

　弛緩性麻痺と痙縮性麻痺に，拘縮と廃用性萎縮が重なって起こり，硬い変形を起こすと障害は強くなる。

診 断

　原因疾患の診断はついているはずであるから，二次的に何が起こって，どのように障害が起こっているのかが診断である。痛みがない，やわらかい足で，足底で接地でき，荷重性がある足が治療の目標であるから，診断もそれに沿って行う。時に意思の疎通が不自由なので，ゆっくり話を聞くことと併せて，胼胝や鶏眼など，皮膚をよく診ることが大切であり，触診でやわらかさを確認し，動かしてみて拘縮や変形を確かめる。爪の障害も多いので，忘れてはならない。

治療

　硬い足になると，足を清潔に保つことが難しく，目も届かないので，足底や趾間の衛生指導から始める。ニッパー型の爪切り，爪ヤスリ，グラインダーを使って，陥入爪や巻き爪を治療し，水虫の治療も忘れない。鶏眼はスピール膏™でやわらかくしてからメスと眼科剪刀で切除し，ドーナツ型のパッチを当てる。微温水の足浴で皮膚全体を軟化させた後，垢を擦り落とした後，ヘアー・ドライヤーの冷風で乾燥させる。

　医者からは軽視される胼胝，鶏眼は，患者にとっては重大事である。痙性と拘縮による，硬く足底接地のできない足の目印は，硬い胼胝である。

　勿論，痙性は中枢神経の障害から来ており，リハビリ，投薬から末梢神経のブロック，切除まで，高度の医学も必要であるが，硬くて痛い胼胝や鶏眼を切除したり，パッチで保護するケアでも，末梢からの刺激が軽減するだけで痙性を改善しうる。

　拘縮で硬くなり足底接地できない足を診れば，難しい矯正手術や足装具を考えがちだが，靴の概念から外れるような，スポンジ製でやわらかく，ふにゃふにゃで軽い「リハビリ・シューズ」と称する靴を履かせるだけで，胼胝や鶏眼の痛みが軽減し，歩行能力の改善をみることもある。単に痛くて歩かなかっただけかもしれない。

　胼胝や鶏眼の治療は，中枢神経障害による症状を改善するばかりでなく，治療効果の客観的指標にもなる。どんなに格好が悪くても，あった胼胝が消えれば治療は大成功である。

診療所でのコツと限界

　中枢神経の足の障害には，専門的な整形外科医やリハビリ医が必須であるが，日常生活の細々した不満や障害にまで手が回らない。理学療法士や看護師なども積極的に関与するようになってきたが，

家族を含めて責任体制が障害になる。理論はともかく，良さそうなことはやってみる雰囲気づくりが大切である。急性期のリハビリは専門家に任せざるをえないが，その後の患者のQOLは診療所次第である。

Ⅲ 診療所で遭遇する足の疾患
2. 足に症状を起こす足以外の病気
②脳性小児麻痺

病態

脳出血や脳梗塞と同じ中枢神経障害だが，これが胎児期から新生児期に生じると，歩行開始前から障害があるので，足から考えると老年期とは別の問題がある。成長にしたがって痙性が強くなり，症状も変化，増悪する。治療で歩行が可能になっても，加齢変化が著明に現れるなど，足だけ考えても特別な配慮が必要である。

診断

脳性麻痺そのものは知的障害を意味しないが，同じ中枢神経の障害なので，合併する可能性は大きい。首の座りが遅いとか，処女歩行の遅延で発見されるが，小児期には拘縮が進み，診断は容易である。多くの問題を抱える疾患だが，あえて足からだけ診れば，足底接地を妨げる変形の防止と痛みに対する対応がわかればよい。

治療

残念ながら，可能な治療は少ない。しかし，年長の患者でも自己管理が難しい足であるので，成長による変形や痙性の経過観察も兼ねて，年に数回の診察と，足のケアとその指導が必要である。

診療所でのコツと限界

　　小児の足の治療は，足の外科の中でも専門性の強い分野であるが，専門医にとっても，家庭の近くに，興味を持って管理してくれる医者がいるのは心強い。家庭や学校から離れて治療することは，患児にとって決して望ましいことではないので，診療所での対応は大切である。

III 診療所で遭遇する足の疾患

2. 足に症状を起こす足以外の病気

③ 末梢神経障害

病態

馬尾神経以遠の末梢神経障害で，足に痺れや痛みの症状を起こす疾患は多い。脊椎では腰部脊柱管狭窄症，腰椎ヘルニア，変形性腰椎症，腰椎分離すべり症があり，脊椎外に出てからは梨状筋症候群や腓骨神経麻痺がある。

いずれも足に病変がないのに痛みや痺れ，運動麻痺の症状を起こす。これら単一神経の末梢神経障害には，これらの圧迫など物理的な原因で起こる疾患以外に，ウイルスで起こる帯状疱疹がある。また，糖尿病性神経症や末梢神経炎など，代謝障害，自己免疫疾患，膠原病，栄養不足などによるび漫性の末梢神経障害もある。勿論，これ以外に外傷や腫瘍による障害があり，原因は様々でも，足に関しては同じような症状を呈する。

診断

個々の原因疾患の診断は他にゆずるとして，足に局所性の原因がない足の痛み，痺れや麻痺の原因を探索するときには，既往歴，現病歴を聞くことが最も大切である。まずはカルテで既往歴を確認し，多くの場合，足以外に痛い所はないか，他の病気で医者にかかって

いないか聞くだけですむ。勿論，足の症状から足以外の疾患を初めて診断することもあるが，ほとんどは，足に原因がないとすればと考え，既に診断されている疾患との関連を考えればこと足りることが多い。

しかし難しいのは，一見，足に原因があるように見えて，実際には末梢神経障害を介して足の症状を起こす場合である。たとえば，外反母趾は足固有の疾患とされており，その原因は靴とされている。しかし，片側性の外反母趾は説明がつかず，逆に腰椎すべり症や帯状疱疹後の患者に多い。

これらは痛みも少なく，患者も医者も認識していないような軽度の運動麻痺が，筋力のアンバランスと長時間の経過を経て，外反母趾を生じると考えている。現在，特発性とか加齢によると考えられている足の疾患も，視点を変えて考えてみる必要がある。

一方，足に行く末梢神経の長さが体内で最も長く，加齢や代謝障害の影響を受けやすいことから，末梢神経炎と総称されるび漫性の障害は，年齢とともに多くなり，高齢者の足に関する不定愁訴ともいえる訴えの原因となっている。これらは，前述の単神経障害と異なり，両手両足のように両側性で横断的な部位に症状を訴える。最も多いのが足底の異常知覚であり，加齢とともに耐荷重能力が低下し，同時に知覚神経の障害と相まって生じる。

もう一つ重要な考え方はダブル・クラッシュ，二重障害である。痛みに関して言えば，変形性腰椎症の根症状と足底腱膜炎がある場合，$1＋1＝2$なのか4なのか，あるいは0.5になるのであろうか。腰部椎間板ヘルニアと足根管症候群が併存すれば，麻痺は$1＋1＝2$以上になるであろう。これに加えて中枢神経と心の障害が加わり，多重障害となるとき，CRPS（複合性局所疼痛症候群）や線維筋痛症など，それらすべてが重なる足の症状をどう理解するのか難しい。

治 療

　末梢神経障害に限らず，足に原因のない疾患の関与を考えるとき，まずは原疾患の治療を行うことは当然である。しかし，多くの場合，経年的変化を介して足にも変化を起こすことが多いので，原疾患の治療と同時に足に対する対処も必要となる。具体的な治療は他にゆずるが，足にさしたる所見がないのに痛みを訴える患者に，納得のいく説明をすることによって，痛みを受け入れてもらう効果はある。

診療所でのコツと限界

　患者を囲い込む訳ではないが，専門別の治療が一般的になっている現在，専門にとらわれない発想で治療に当たることも必要である。もちろん，個々の専門外に対する限界は考えねばならないが，俯瞰的に危険性を考えておけば，専門外に手を伸ばすのも一計である。

III 診療所で遭遇する足の疾患

2. 足に症状を起こす足以外の病気

4 大腿動脈ASO（閉塞性動脈硬化症）

病態

　大腿動脈にかかわらず，閉塞性動脈硬化症（arteriosclerosis obliterans：ASO）は足の血行不全に大きく影響し，脊柱管狭窄症と並んで，間欠性跛行の原因として知られている。一方，糖尿病足やバージャー（Buerger）病（閉塞性血栓血管炎）に並び，足趾の潰瘍形成やその治療に影響を与える（図1）。

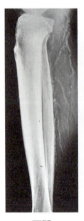
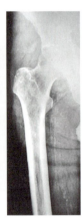

下腿　　　大腿　　図1　閉塞性動脈硬化症

診　断

　足背動脈や脛骨動脈の触診で判断できる。間欠性跛行で来院した場合は脊柱管狭窄症と，足趾の潰瘍では糖尿病足との鑑別が必要になる。しかし，それぞれ合併することもあり，治療においても必ずもう一方の関与を念頭に置く。また，冠動脈や脳血管動脈の硬化もあるので，検索を広げる必要がある。

治　療

　抗血小板薬，末梢血管拡張薬で治療する。15分以内の歩行で痛みのために休まなくてはならなくなれば，血管内拡張術やバイパス手術が必要である。足からみて大切なのは，潰瘍や壊死の防止とその治療において，血行障害の影響を常に念頭に置くことである。易損性と修復不良の裏には，血行障害や神経障害があることを忘れてはならない。痛みや痺れに関しても同様である。

診療所でのコツと限界

　閉塞性動脈硬化症の治療には，足の皮膚損傷の予防が大切である。冷感と乏血による疼痛のために，ストーブ，電気あんか，電気こたつで足を直接温めて，知らないうちに低温火傷を負う患者は少なくない。特に赤外線は波長によって加熱する深度が異なるので，灼熱感のないまま長時間加熱した結果，やけどとは気がつかず，かえって疼痛を増加させることもある。

　このように，趾をぶつけないように注意することから暖房器具の使い方まで，きめ細かい生活指導が大切である。一度，皮膚を傷つけてしまった場合は，感染を併発させて壊死に進むことがないように，日頃からの足の清潔維持や傷の自己管理を教える。

　勿論，痛みや潰瘍を生じる段階では，手術的血行修復が第一であることは当然である。

Ⅲ 診療所で遭遇する足の疾患
2. 足に症状を起こす足以外の病気
5 膝関節による足の痛み

病態

　面白いことに，足の治療を続けていると「足のせいで膝が痛くなりました」と言う患者が少なくない。初めは，「外反母趾で変形性膝関節症になることはありません」と答えていたが，今は「どちらかの足が痛ければ，反対側の下肢に負担がかかるせいです」と答えている。その「逆もまた真」であるから，どちらかの膝が痛ければ，反対側の足に痛みが出るだろう。また，膝が痛くて可動域が制限されれば，その分，踏み返しのために足関節やMTP関節の可動域が増し，負担によって足が痛むかもしれない。

　内反型の変形性膝関節症は，踵を外反させる外側が高い楔状の足底板で改善する。また，後脛骨筋腱機能不全を踵骨内反骨切り術で治療する。だとすれば，膝関節の内反は後脛骨筋腱機能不全の誘因になるかもしれない。両疾患の頻度からみれば，原因と結果とまでは言えないが，足の痛みを考えるとき，股関節や背骨も含めて，全身のアライメント（骨・関節の並び）を考える必要がある。

診　断

　膝の痛みが先で，反対側であれば，考える価値はある。足のアラ
イメントの障害や治療を考えるとき，膝を考慮しなければならな
い。特に，膝も距腿関節も内外反は制限されているので，片方の変
形は他方にストレスを加え，距骨下関節に負担をかける。

治　療

　膝の痛みのために，健側肢や足に負担か加わるのを止めるには，
膝を治療するしかないが，膝の影響がわかっていれば，杖の使用や
歩き方の指導で足の痛みまで改善する可能性はある。特に能力に余
裕がない高齢者には，早期に杖の使用を勧め，単に荷重の軽減だけ
でなく，左右への不安定性をなくすことが有効である。また，歩幅
を短縮させ，左右の荷重時間を均等化し，リズミカルな歩行を維持
させることも重要となる。

Ⅲ 診療所で遭遇する足の疾患

3. 足に症状を起こす全身性疾患
① 関節リウマチ

病　態

　手指の関節に初発すると思われがちだが，目に触れにくいだけで，足趾の関節に初発することも同じくらい多い。それどころか荷重関節であり使用頻度も高く，片側を休ませることもできないので，手と反対に変形に対して機能障害が強い（図1）。生物学的製剤の導入前は病勢の進行途中で手術を行っても，関節破壊が進行すると元の木阿弥になっていた。関節リウマチは以前，燃える物が燃え尽きて火事が自然鎮火するように，自然経過で治癒するのを待つし

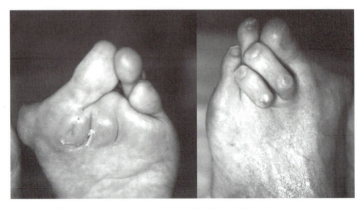

図1　関節リウマチによる三角変形と趾の重なり

か手がなかった。しかし，現在では燃え尽きる前に進行を食い止められるようになり，機能回復手術も可能になっている。

　関節リウマチは滑膜の増殖によって関節軟骨が破壊され，関節液の貯留によって関節が腫大し，周囲の軟部支持組織が弛緩し，関節の変形をきたし，病的脱臼を起こす。これに炎症と廃用による骨萎縮が起こり，重力による骨アライメントの破綻が生じ，縦横のアーチが潰れて足の三次元的構造が崩れる（図2，図3）。

　前足部では，歩行に際しての踏み返しによりMTP関節が病的脱臼し，三角変形を起こす（図1）。MTP関節が脱臼すると踏み返し時に趾での荷重ができなくなり，底側に脱臼した中足骨骨頭に荷重が集中し，有痛性の胼胝を形成して歩行が障害される。三角変形で折り重なった趾は，靴の甲革に当たり，PIP関節背側に有痛性胼胝を形成する。

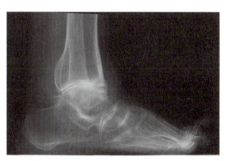

図2　関節リウマチによる凸足変形

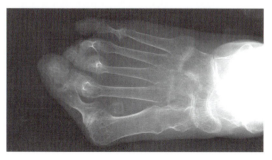

図3　関節リウマチによる骨萎縮と関節破壊

中足部ではリスフラン関節，ショパール関節の関節破壊と底側の支持靱帯の弛緩により，舟状骨を要とする縦横のアーチが破綻し，扁平足変形を起こす。舟状骨を中心としたアーチの要には応力が集中するために，萎縮した骨そのものが圧潰し，関節破壊と相まって離床時の剛性が低下し，歩行を障害するとともに変形を増悪する。

後足部には，距腿関節，距骨下関節，ショパール関節と，足としては大関節が集中していて，滑膜の量も多く，炎症も激しい。全体重を小さな海綿骨と小面積の関節面で支えるため，軟骨も骨も圧潰しやすい。特に距骨は周囲をほとんど関節で覆われているので，圧潰，消失することも稀ではない。

それらの結果，足全体としては扁平足どころか凸足となり，三角変形とともに関節リウマチ特有の形態を呈する。

診 断

まずは疑いを持つことである。ガイドラインによる診断はほかに譲るとして，足のMTP関節の単関節炎の段階で目をつけ，早期に関節保護を開始し，診断が確定すれば生物学的製剤も含めて関節破壊が進む前の治癒をめざす（**表1**）[1]。

治 療

かつては関節リウマチが燃え尽きて自然寛解するまでは，外科的治療を行っても病状の進行により再手術，再々手術を必要とする症例が多く，外科医は無力感にさいなまれていた。しかし，最近の生物学的製剤を中心とする治療により，燃え尽きる前に関節リウマチの進行を抑え込めるようになったので，関節切除術や関節固定術など破壊的，非機能的手術以外に，機能回復術が望めるようになった。

足の関節リウマチは関節炎そのものに加え，荷重による骨，関節破壊の病変が特徴的であり，活動期になるべく荷重による影響から

表1　米国・欧州学会合同関節リウマチ分類基準

1）1関節以上で臨床的に滑膜炎（関節の腫れを認める）
2）滑膜炎の原因が他の疾患で説明がつかない

罹患関節	スコア
大関節1カ所[*1]	0
大関節2〜10カ所	1
小関節1〜3カ所[*2]	2
小関節4〜10カ所	3
11カ所以上（1カ所以上の小関節）[*3]	5

血清学的検査	
リウマトイド因子陰性かつ抗CCP抗体陰性	0
いずれかが低値陽性	2
いずれかが高値陽性[*4]	3

急性期反応物質	
CRP正常かつ赤沈正常	0
CRP，赤沈のいずれかが異常	1

症状の持続	
6週間未満	0
6週間以上	1

合計6点以上で関節リウマチと診断できる

＊1：大関節：肩，肘，股，膝，足関節
＊2：小関節：手指，足趾，手関節など
＊3：顎・胸鎖・肩鎖関節を含めてよい
＊4：高値：正常上限の3倍を超えるもの

（文献1をもとに作成）

保護することが重要である。せっかく薬剤による治療が可能になったのだから，治ったときには足が壊れていたということのないように，患者の歩行から履き物，日常生活まで指導できるのが診療所の強みになる。

文献

1) Aletaha D, et al：2010 rheumatoid arthritis classification criteria：an American College of Rheumatology/European League Against Rheumatism collaborative initiative. Ann Rheum Dis. 2010；69(9)：1580-8.

Ⅲ 診療所で遭遇する足の疾患

3. 足に症状を起こす全身性疾患

2 糖尿病の足（糖尿病足，シャルコー関節）

病態

糖尿病足（diabetic foot）は，足に潰瘍や壊疽を生じる糖尿病の合併症の1つである．細菌感染を起こすと壊疽が上行し，切断を余儀なくされ，QOLが低下するばかりでなく，切断が遅れれば敗血症により，生命予後も不良となる．

最近，患肢温存手術手技の発達により，悪性腫瘍や重度外傷による下肢切断が減少している．それに比べ，糖尿病足による切断例はかえって増加している．これは糖尿病の治療，特に糖尿病腎症に対する透析の進歩により，生命予後が延長したため，重症例，進行例が多くなったためと考えられる．

糖尿病患者のQOLを維持するためには，糖尿病足の予防のためのフット・ケア，糖尿病足の早期発見と管理が重要である．また生命予後のためには，感染と血行のコントロール，切断時期とレベルの決定が重要である．

病因

糖尿病足は，糖尿病性神経障害による防御知覚（protect sensation）の欠如により，足の皮膚が外力により損傷され，潰瘍

を生じることから始まる。これに大血管のアテローム性の閉塞性動脈硬化症（ASO）と，末梢血管のメンケベルグ様の動脈硬化（図1）による阻血が加わると，潰瘍が進行し，壊疽を生じる。潰瘍と阻血に免疫力の低下が加わり，感染を起こすと，炎症によりコンパートメント内の組織内圧が上昇し，血行を阻害するため阻血が進行して壊疽に陥る（図2）。

　この感染，阻血，壊疽の悪循環が断ち切られないと，病巣は拡大上行し，MTP関節，足関節，膝関節という関門を突破（図3），ついには敗血症を起こして死に至る。

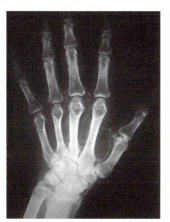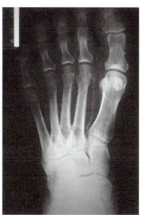

図1　手足のメンケベルグ様動脈硬化

フット・ケアの重要性

　糖尿病足のフット・ケアは，防御知覚の欠如により傷つきやすくなった足をまもることに尽きる。それにはまず，糖尿病足の重要性について患者を教育することが重要だが，治療に当たる医師をはじめとした医療関係者，患者を補助する家族の理解が必須である。また，フット・ケアなど簡単なことを中心に根気よく繰り返し，日常行動の中に組み込むことが大切である。

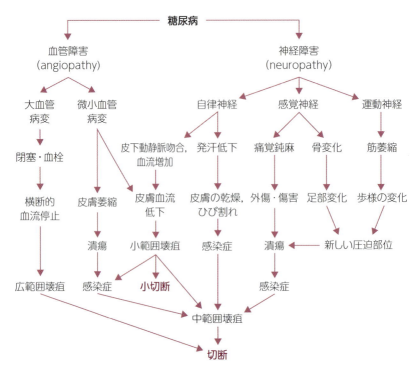

図2 糖尿病足のメカニズム

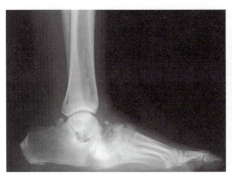
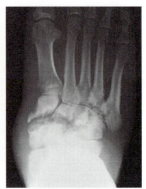

図3 糖尿病によるシャルコー関節（神経障害性関節症）

診断

　患者は，足に潰瘍や壊疽を生じてから受診することが多い。これを事前に診断し，予防するためには，まず足を見ることである。糖尿病の治療に当たる多くの医師が，潰瘍が発生するまで患者の足を見たことがない。診る以前に見なければ始まらない。これは患者にしても同じことで，痛覚が低下し，痛くないので「血が出るまで」「潰瘍ができ，場合によっては家族に指摘されるまで」気づかない。骨折を起こした患者が，主治医も患者も気づかず，腫れが引かないので捻挫として紹介されることも稀ではない。

　診察では，足の皮膚をよく観察し，触ってみて皮膚温を診ると同時に触覚を確かめ，足背動脈，脛骨動脈の拍動を触れる。

潰瘍と壊疽の管理

　血行の状況判断が最も大切である。ASOによる血行障害がない純粋な糖尿病足による潰瘍は，感染さえ起こさずに悪循環に陥らなければ，原因となった圧迫などの外力を除いてやれば，自然に治癒する。感染を起こし壊疽を生じた症例（図4, 図5）でも，糖尿病自

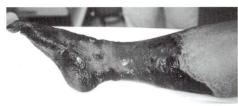
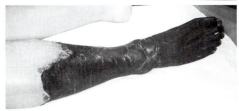

図4　糖尿病足による重篤な下腿壊疽（壊死）

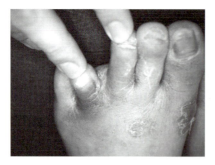 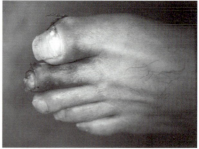

図5　糖尿病足における趾の壊疽（壊死）と趾間潰瘍

体がよく管理されていれば，壊死部の切除，切開排膿と局所の安静，抗菌薬の投与で悪循環を断ち，治癒させることが可能である。このときの壊疽は湿性で温かく，腫脹，発赤，滲出液など炎症所見が強くて，痛みはないか少ない。

　これに対して，ASOによる血行障害の強い症例の壊疽では，乾性で冷たくミイラ化する例が多く，腫脹，発赤，滲出液など炎症所見が弱くて，痛みが強い。このような血行不全を中心とした症例では，一見，感染が酷くないように見えても，抗菌薬の投与や局所の安静を行っても壊疽が改善せず，壊死部の切除，切開排膿で，かえって切除端から壊疽が拡大することが多い。

　ほとんどの症例は，防御知覚の低下と血行不全の要素を併せ持っているので，前述した両者の中間の形を取るわけであるが，どちらの要素がより強く，前面に出ているかを判断し，治療法を決定して行かねばならない。

感染と阻血

　感染は阻血を，阻血は感染を助長し，壊疽の範囲を拡大する。趾自体は各趾節でコンパートメントを形成し，足部には内側，中央，外側，骨間の4つのコンパートメントがあり，下腿にも4つのコン

パートメントがある。ここに，感染が波及すると内圧が高まり，コンパートメント症候群を起こし，筋肉は壊死に陥り，血行は途絶する。直ちに切開，排膿して減圧しないと，感染はおさまらない。

切断とQOL

糖尿病性腎症による腎不全は，腎透析により生命予後が改善されたが，透析開始後5〜6年すると，ASOとメンケベルグ様動脈硬化により，壊疽から切断に至る症例が急増する。切断端はなるべく長いほうがQOLにはよいが，阻血が強いと創の閉鎖不全を起こす。特に感染例では断端に感染を再発すると血行不全を助長し，再切断のやむなきに至る。足底を一部でも残せれば，接地を直接感じられるのでQOLの低下は少ない。下腿切断で止め膝機能を温存できれば，杖なし歩行が可能である。大腿切断となると，糖尿病患者では杖を要する例がほとんどである。

生命予後

下腿切断を受けた患者が3年以内に対側の下腿切断を要する可能性は50％を超える。両足切断となった患者の2年生存率は50％に達しない。これは，外傷による切断症例に比べ非常に悪い。

趾の付け根，足関節，膝関節は，感染の上向を阻止する関門となっている。その間はコンパートメントを形成し，中枢に向けてのバリアはないので，関門を越えた感染は，次の関門まで急速に進行する。また，股関節は感染に対する関門とはならないので，膝を越えた感染は体幹に達し，臀部から背部，小骨盤腔へと波及して，敗血症となり，死亡する可能性がきわめて大きい。したがって，長期にわたってコントロールしえた潰瘍や壊疽も，関門を越えると急速に悪化することが多いので注意を要する。

足に関しての糖尿病は，神経障害による防御知覚の欠如が主役を

成し，血行障害が脇役を演じる。

足に関する糖尿病患者の訴えで最も多いのは，痺れである。しかし，足の痺れを主訴として来院する患者の中で，糖尿病患者はそう多くない。これは「痺れ」という言葉のマジックで，一般に日本語では「異常知覚」を意味することが多く，糖尿病患者が痛覚低下を自覚することが少ないからである。したがって，基礎疾患に糖尿病のある患者には，足に痺れを訴えなくても，ピンと筆，音叉でよいので，知覚検査をやるべきである。

糖尿病性壊死は足趾の潰瘍が先行し，感染が加わって壊死となり，上行性に拡大し，最後には膝関節を越えて大腿切断に至る。実は初発にしても，断端からの再発にしても，その後の進行をもたらすのは，感染と血行障害の悪循環であるが，最初は防御知覚の障害による皮膚損傷である。

現在，患者も医者も「神経らい」や「神経梅毒」を忘れ去ってしまったが，その醜状や障害の原因が防御知覚の喪失だったことを忘れてはならない。

感染は，糖尿病自体が好中球の遊走性や貪食性を障害し，免疫機能を低下させて易感染性を増すために起こる。加えて，痛覚障害のため痛みが少なく，創傷の発見が遅れ，患者の自覚が少なく，処置がおろそかになって増悪する。

糖尿病ではASOと，自律神経障害による皮下動静脈シャントの制御障害により血行が障害され，酸素分圧の低下と炭酸ガス分圧の上昇，栄養の不足と老廃物の蓄積をまねき，感染を増悪させるとともに，組織の修復を阻害する。

糖尿病足のパンフレット

表1は，「米国整形外科 足の外科学会（AOFAS）」の糖尿病足患者向けのパンフレットを，「日本足の外科学会（JSSF）」が翻訳したものである。本パンフレットの末尾には「傷を治すには，健康な足を維持する20倍のエネルギーを必要とする」とある。「1オンスの予防は1ポンドの治療に勝る」ことを忘れてはいけない。

表1 糖尿病足の手入れ（米国整形外科 足の外科学会）

●手入れが必要な理由

潰瘍，感染，壊疽は糖尿病患者が直面する，ごく普通の足の障害である。そのため毎年，数千人もの糖尿病患者が，足の切断を余儀なくされている。

●糖尿病足の問題には大きな2つの原因がある

1. **神経障害（ニューロパシー）**
   外傷から足をいつもまもっている知覚がなくなる。その上，神経が障害されると，趾が変形したり，土踏まずがなくなったり，皮膚が乾燥したりする。これらの障害は，足に潰瘍や感染を起こす。そうなれば急速に進行して壊疽（組織の壊死）や切断になる危険性がある。しかし，足をよく手入れすれば，潰瘍や感染を防止できる。

2. **血行不全（阻血）**
   これはより治療が難しい。血行が悪ければ，壊疽や切断を免れない。しかし足をよく手入れすれば，足の切断時期を遅らせられる。

●自分の足をまもるために，次のことを実行する

1. **毎日，足を観察する**
   - 自分の目と手を使い，家族にも助けてもらう。
   - 趾の間もチェックする。
   - 鏡を使って，足の裏も見る。
   - 以下のような危険な徴候を探す。
       腫れ（特に新しいもの，次第に大きくなるもの，足全体に及ぶもの）
       皮膚が赤い（圧迫によるただれや感染の徴候）
       水ぶくれ（擦過や圧迫によるただれの徴候）
       切り傷，擦り傷，出血（感染の危険性がある）
       爪の障害（皮膚に当たり，潰瘍をつくり，感染を起こす）
       じくじく湿って液がしみ出る（趾の間）
   - このような危険な徴候を見つけたら，すぐに医者に行く。

[表1 続き]

2. 毎日，靴をチェックする
   - 手を使って，靴の中に次のようなものがないかチェックする。
     凸凹（ざらざらの面や縫い目）
     異物（石や鋲）
3. 毎日，足を洗い，足の手入れをする
   - 毎日，足を洗う。
   - 熱すぎず，冷たすぎない，ぬるま湯で洗う。
   - 足を洗った後，（特に趾間まで）よく乾かす。
   - 皮膚が乾いたら，保湿クリームを少し塗る。
4. 靴と靴下を足に合わせる
   - 靴と靴下がきつすぎないことを確かめる。
   - 靴先は通気性が良いやわらかな素材でつくられ，余裕がなければいけない。
   - 新しい靴を履くときには，5分か10分したら，靴を脱いで，皮膚が圧迫されて赤くなっていないかチェックする。もし皮膚が赤くなっていれば，その靴を履いてはいけない。もし，赤くなっていなくても，初めての靴を履いた日は，30分ごとにチェックする。
   - 何足かの靴を，順繰りに履く。
   - 健康保険の給付の対象になる，糖尿病用の治療靴について，医師に相談する。
   - 義肢装具士には，糖尿病に適切な履物をつくったり，足に合わせたりする資格がある。
   - 靴屋の店員に，自分が糖尿病であることを伝える。

[医療]
   - 医師に受診するたびに，足と靴を診てくれるように頼む。
   - 前述したような危険な徴候があれば，医師にかかる。

● こんな危険なことをしてはいけない

1. 裸足で歩いてはいけない
   - 尖ったものや荒れた地面を歩けば，切り傷，擦り傷など怪我の原因になる。
2. 熱を足にかけてはいけない
   - 特に知覚が異常の場合には，熱は重い火傷の原因になる。
   - 熱いお湯で足を洗ってはいけない。
   - 足温器を使ってはいけない。
3. 胼胝を削るのに，化学薬品や鋭利な刃物を使ってはいけない
   - 切り傷，擦り傷をつくり，感染を起こす原因になる。
4. 爪の角を斜めに切ってはいけない
   - 爪は真っ直ぐに切る。
5. 煙草を吸ってはいけない
   - 喫煙は足が酸素を取り入れるのを妨げる。

参考文献

▶ 井口　傑：新・足のクリニック―教科書に書けなかった診療のコツ．南江堂，2015.

III 診療所で遭遇する足の疾患

3. 足に症状を起こす全身性疾患
③ 痛風

病　態

　痛風は，高尿酸血症により関節内に尿酸結晶が析出し，母趾のMTP関節に，痛風発作と呼ばれる激しい痛みを起こす疾患である（図1）。しかし，痛風は単に足だけの疾患ではなく，糖尿病と同じく全身の代謝性疾患である。したがって，痛みがなくなったからといって，治療を終えてよい訳ではなく，高尿酸血症の治療を継続しなければならない。

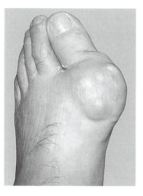
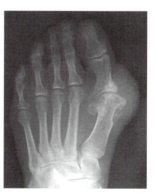

図1　母趾MTP関節部の痛風結節と骨の侵食

診　断

　確定診断は，関節液を偏光顕微鏡で検鏡し，針状の尿酸結晶の存在を確認することである。しかし，顕微鏡を覗く機会の少なくなった現在では，男性の母趾MTP関節の関節炎に高尿酸血症を認めれば，痛風と思ってよい。自然寛解を繰り返している既往があればまず間違いないが，化膿性関節炎だけは誤診できないので，著者はコルヒチンによる診断的治療を好んで用いている。

治　療

　ヒポクラテスの昔から，痛風の治療はコルヒチンとされてきたが，最近は胃腸症状などの副作用を気にしてか，非ステロイド性抗炎症薬（NSAIDs）が用いられている。しかし，診断的治療と予兆時の予防投与の有用性に関しては，いまだコルヒチンの右に出るものはない。

▼ コルヒチンの作用と副作用

　コルヒチンの痛風に対する薬理作用は，好中球の走化性因子（LTB4，IL-8）の抑制にあり，痛風の痛みの発現阻止には特効的に効く。しかし，化膿性関節炎など他の関節炎には効かないから，コルヒチンが効けば痛風に間違いない。発作を起こした後のコルヒチンの切れ味は今ひとつだが，まったく効かない例には遭遇していないので，既往発作のない患者には，診断的治療として1錠0.5mgを3時間ごとに，痛みが軽くなるか胃腸症状が出るまで飲ませている。

　また，痛風の特徴に発作の数時間前からの予兆があるが，この時期にコルヒチンを1錠内服すれば，かなりの確率で発作を防止できる。逆に，発作がピークに達してしまうと，薬理効果は働きにくくなるので，発作が起こってからコルヒチンを効くほど飲めば副作用

も目立ち，評判も悪くなる。しかし，予兆から発作開始時までの，コルヒチンの予防薬としての地位は揺るぎない。

ただ，コルヒチンを飲んだから発作が起こらなかったのか，飲まなくても起こらなかったのかは，誰にもわからない。発作を恐れ，副作用を無視して毎日１錠ずつ飲み続けるか，副作用を心配して発作が起きるまで飲まないか──いずれを取るか，患者と医者の思案のしどころである。

幸いなことに，発作を起こしやすい患者ほど，発作を予測するのが上手くなるので，手持ちのコルヒチンを渡して，「発作が怖ければ飲め，副作用が怖ければ飲むな」と，患者に任せている。

▼ 痛風発作時の対応

発作が起こってしまえば，ひたすら炎症を止めるしかないので，コルヒチンだけでなくNSAIDsからステロイド剤まで鎮痛消炎薬を使用する。「風が吹いても痛む」と言われるほどの痛風であるから，オピオイドを使用する国もあるが，日本で保険適用のあるNSAIDsの数は多くなく，ナプロキセン（ナイキサン®）などのNSAIDsを短期間に多量投与（NSAIDs パルス療法）することが推奨されている。

痛風発作の治まらないうちに尿酸値を下げると発作が遷延するので，高尿酸血症の治療を開始するのは，発作が治まってから１カ月以降にする。また，発作時には一時的に尿酸値が低値を示すので，発作時の尿酸値が正常値であったら，発作後１カ月して再検査する。

▼ 高尿酸血症の治療

高尿酸血症の治療は，尿酸排泄促進薬と尿アルカリ化薬か尿酸合成阻害薬を投与し，数カ月かけて徐々に尿酸値を下げ，半永久的に6mg/dLに保つ。

ところで，尿酸合成阻害薬でキサンチン酸化還元酵素を阻害し，尿酸の生成を下げたときに，増えるであろう尿酸の前駆物質であるキサンチンは尿中に余計排泄されるのだろうが，それで差しさわりはないのか筆者は気になった。

　そんな訳で，より歴史の古い尿酸排泄促進薬を第一選択にしてきたが，尿酸合成阻害薬の歴史も半世紀になったので，両方使い分けている。と言っても，ガイドラインに見られるように，尿酸の過剰生成には尿酸合成阻害薬，尿酸の排泄障害には尿酸排泄促進薬と，使い分けることは実際には難しい。医者にも患者にも慣れたほうでよいと思っている。したがって発作時の対応はともかく，高尿酸血症のコントロールを行うならば，ガイドラインをはじめ，別に勉強してほしい。

索引

欧文

A

ankle joint ☞ 足関節

ASO（arteriosclerosis obliterans）☞ 閉塞性動脈硬化症

B

Buerger病 ☞ 閉塞性血栓血管炎

C

calcaneocuboid joint ☞ 踵立方関節

calcaneus ☞ 踵骨

CMT関節 ☞ 楔状中足関節

CRPS ☞ 複合性局所疼痛症候群

CT *155*

cuboid ☞ 立方骨

cuneiform ☞ 楔状骨

—— joint ☞ 楔状関節

D

DIP関節（distal interphalangeal joint）*38, 86, 91*

DLMO法 *61, 89*

F

fibula ☞ 腓骨

H

hallux rigidus ☞ 強剛母趾

HV角 ☞ 外反母趾角

I

IM角 ☞ 中足骨間角

IP関節（interphalangeal joint）☞ 趾節間関節

L

lateral malleolus ☞ 外果

M

medial malleolus ☞ 内果

metatarsus ☞ 中足骨

MRI *143, 155*

MTC関節（metatarsocuneiform joint）*38*

MTP関節（metatarsophalangeal joint）*16, 38, 52, 84, 88, 189, 201*

母趾 —— *66, 72*

N

navicular bone ☞ 舟状骨

navicular joint ☞ 舟状関節

NSAIDs *81*

O

os tibiale externum ☞ 外脛骨

P

PIP関節（proximal interphalangeal joint）*16, 38, 84*

plafond ☞ 天蓋

posterior tibial tendon ☞ 後脛骨筋腱

PTB（patellar tendon bearing）装具 *165*

PTTD ☞ 後脛骨筋腱機能不全

R

RICE療法 *121, 151*

ROM（range of motion）☞ 関節可動域

S

saddle joint ☞ 鞍馬関節

subtalar joint ☞ 距骨下関節

T

talar trochlea ☞ 距骨滑車

talocrural joint ☞ 距腿関節

talonavicular joint ☞ 距舟関節

tibia ☞ 脛骨

TM関節 *124*

too many toes sign *144*

transfer metatarsalgia ☞ 移行性中足骨骨頭部痛

turf toe ☞ タフ・トウ

U

universal joint ☞ 自在継手

X

X線 *67, 73, 108, 112, 114, 121, 124, 127, 139, 143, 150, 155, 164*

■■■ **和 文** ■■■

あ

アキレス腱 *39, 131, 157*

―― 炎 *24, 131*

―― 滑液包炎 *24, 133*

―― 周囲炎 *17, 24, 132*

―― 損傷 *15*

―― 断裂 *24, 157*

―― 付着部炎 *14, 15, 17, 21, 24, 49, 132*

アルツハイマー病 *18*

足 *2, 15*

―― の筋肉 *38*

―― の血管 *41*

―― の骨格 *36*

―― の指標 *35*

―― の神経 *39*

圧痛 *73, 80, 124, 127, 134, 150, 153*

歩き方 *43*

安静 *160, 162*

鞍馬関節 *36*

い

移行性中足骨骨頭部痛 *82*

遺伝 *52*

痛み *67, 77, 98, 127, 128, 134, 169, 181*

う

浮き趾 *104*

運動 *77, 112*

―― 器 *18*

―― 時の関節痛 *143*

―― 痛 *150*

―― 負荷 *23, 143*

―― 麻痺 *169, 181*

え

エントラップメント・ニューロパシー ☞ 絞
　扼性神経症

壊死 *49*

遠位趾節間関節 ☞ DIP関節

炎症 *93, 114, 132, 139*

か

カーリー変形 *16, 90*

ガングリオン *153*

加重 *112*

加齢 *113*

荷重痛 *73*

下腿 *14, 15, 17*

―― 筋膜裂傷 *160*

―― 三頭筋 *39*

―― 静脈瘤 *172*

―― 浮腫 *174*

可動域制限 *139*

過労 *77*

開張足 *117*

外果 *35, 36*

外脛骨 *126*

外側靱帯損傷 *17*

外腸骨動脈 *41*

外反扁平足 *144*

外反母趾 *13, 15, 16, 19, 49, 52*

―― 角 *53, 61*

滑液包炎 *17, 24, 49, 62*

滑液膜インピンジメント *17, 49*

関節 *18*

―― 縁の骨棘 *112*

―― 可動域 *36*

―― 水腫 *139*

―― リウマチ *14, 15, 16, 188*

感染 *196*

陥入爪 *16, 49, 93*

き

ギプス固定 *158*

ギプス・シーネ固定 *151*

基節骨 *38*

脚長差 *18*

距骨 *37*

―― 外側突起骨折 *27, 49*

―― 滑車 *36*

―― 骨軟骨障害 *14, 15*

―― 嘴 *49*

距骨下関節 *36*

―― 不安定症 *17, 49*

―― 変形性関節症 *49*

距舟関節 *37*

距踵骨間靱帯損傷 *49*

距腿関節 *36*

強剛母趾 *13, 15, 16, 49, 63, 66*

局麻剤 *81*

近位趾節間関節 ☞ PIP関節

筋膜裂傷 *14, 15, 17*

く

グロームス腫瘍 *49*

207

靴 *19, 44, 59, 77, 89*

　　——ずれ *21*

　　小さすぎる——*85*

屈曲 *36*

屈筋支帯 *41*

け

下駄骨折 *13, 17, 49, 120*

鶏眼 *49, 84, 86, 89, 176, 177*

　　趾間——*49*

脛骨 *36*

　　——神経 *39*

　　——前縁インピンジメント *17*

　　——疲労骨折 *164*

　　——隆起 *35*

頸靱帯損傷 *49*

頸髄症 *18*

頸部脊髄症 *176*

血管 *18*

血腫のドレナージ *99*

楔状関節 *38*

楔状骨 *38*

楔状中足関節 *52*

腱周囲炎 *24*

腱付着部炎 *24*

腱膜 ☞ パラテノン

こ

コルヒチン *202*

コンパートメント症候群 *17, 167*

股関節障害の代償 *18*

抗血小板薬 *185*

拘縮 *85*

後脛骨筋 *39*

後脛骨筋腱 *38, 144*

　　——機能不全 *14, 15, 17, 49, 144*

後脛骨神経踵骨枝エントラップメント *17*

後脛骨動脈 *41*

後足部 *14, 15, 49*

絞扼性神経症 *49, 63, 79*

合趾症 *49*

骨間筋 *39, 41*

骨棘 *67, 114, 139*

骨折 *49*

骨軟骨骨折 *49*

骨軟骨腫 *49*

骨軟骨障害 *17, 49*

さ

サンダル *64*

坐骨神経 *39*

細菌感染 *93*

三角骨障害 *17, 26, 49*

三角靱帯損傷 *17*

し

シャルコー関節 *192*

シューフィッター *60*

ショパール関節 *37*

　　——変形性関節症 *49*

シン・スプリント *162*

ジョーンズ骨折 *13, 17, 26, 49, 120*

ジョガーの足 *17, 25*

趾間裂傷 *49*

208

趾骨骨折 *101*

趾節間関節 *38*

趾節癒合症 *91*

趾先 *16, 104*

趾部 *49*

脂肪褥 *76*

自在継手 *36*

痺れ *153, 181*

種子骨壊死 *73*

種子骨炎 *73*

種子骨障害 *13, 15, 16, 49, 63*

手術 *61*

腫脹 *124, 127, 134, 150*

腫瘤 *88, 153*

舟状関節 *38*

舟状骨 *35, 37*

　　── 疲労骨折 *27*

循環器 *18*

所見 *12*

女性 *52*

踵骨 *36, 37*

　　── アキレス腱付着部 *35*

　　── 棘 *16, 17, 49, 114*

　　── 前方突起骨折 *49*

踵舟棒 *49*

踵部後側 *49*

踵部脂肪褥炎 *128*

踵部脂肪体萎縮 *49, 128*

踵立方関節 *37*

小趾 *13, 15, 49*

　　── 外転筋 *39, 41*

　　── 趾先 *35*

小児麻痺 *18*

静脈瘤 *14, 15, 17*

職業 *12, 112*

触診 *129, 153, 185*

伸筋支帯腱鞘炎 *17, 49*

心臓 *18*

心不全 *16, 18*

診療所 *6, 10*

深腓骨神経 *41*

　　── エントラップメント・ニューロパシー *49*

腎不全 *18*

す

ステロイド剤 *81, 135, 140*

スプーン爪 *49*

スポーツ *12, 23, 112, 120, 135, 164*

せ

性差 *12*

精神障害 *28*

脊髄小脳変性症 *18*

脊髄損傷 *176*

脊柱管狭窄症 *16*

脊椎 *18*

切断 *197*

先天性垂直距骨 *110*

先天性足根骨癒合症 *49, 17, 155*

浅腓骨神経 *41*

専門医 *9*

前脛骨筋 *39*

　　── 症候群 *14, 15*

前脛骨動脈 *41*

209

前足根管症候群 *17, 20, 49*

前足部 *16*

そ

鼠径リンパ節郭清後 *18*

阻血 *196*

爪下血腫 *20, 49, 98*

爪角 *93*

爪溝 *93*

総腸骨動脈 *41*

総底側趾神経 *79*

総腓骨神経 *39, 41*

足関節 *36, 49*

　　——外側靱帯損傷 *14, 15, 149*

　　——骨軟骨障害 *142*

　　——変形性関節症 *49*

足根管症候群 *153*

足底圧測定器 *104*

足底腱膜炎 *14, 15, 17, 49, 114*

足底腱膜付着部炎 *17, 114*

足底神経 *40*

　　——鞘腫 *49*

足底線維腫症 *17, 49*

足底動脈 *41*

足底部 *17*

足底方形筋 *39, 41*

足背動脈 *41*

足根骨 *17*

足根管症候群 *14, 15, 17, 49*

足根洞症候群 *17, 49*

側弯 *18*

た

タフ・トウ *25, 49*

多趾症 *49*

打撲 *148*

帯状疱疹 *18, 49*

第2～第4趾 *13, 15, 35, 49*

第5中足骨基部骨折 ☞ 下駄骨折，ジョーン

　　ズ骨折

大腿動脈 *41*

脱臼 *49*

縦アーチ *108, 112*

短趾屈筋 *39, 40*

　　——腱付着部炎 *49*

短趾伸筋 *39*

短小趾屈筋 *39, 41*

短小趾伸筋 *39*

短腓骨筋 *39*

短母趾屈筋 *39, 40*

短母趾伸筋 *39*

弾性ストッキング *173, 175*

弾性包帯 *151*

ち

知覚 *169*

中枢神経 *18, 176*

中足楔状関節 ☞ MTC関節

中足骨 *17, 38, 88*

　　——間角 *61*

　　——骨頭下 *76*

　　——骨頭部痛 ☞ モートン病

　　——短縮症 *49*

　　——疲労骨折 ☞ マーチ骨折

中足趾節関節 ☞ MTP関節

中足部 *13, 15, 49*

中足立方関節 *38*

虫様筋 *39, 40*

長趾屈筋腱 *86*

長趾伸筋 *39*

長総趾屈筋 *39*

長腓骨筋 *39*

長母趾屈筋 *39*

　── 腱狭窄性腱鞘炎 *26*

　── 腱腱鞘炎 *17, 49*

長母趾伸筋 *39*

直立二足歩行 *2*

鎮痛消炎薬 *135, 143, 162*

つ

椎間板ヘルニア *16*

痛風 *13, 16, 49, 64, 201*

槌趾 *13, 15, 16, 84, 49*

爪 *93*

て

ティネル様放散痛 *153*

デュプイトレン拘縮 ☞ 足底線維腫症

低温火傷 *49*

底屈 *36*

天蓋 *36*

と

トンプソン・テスト *158, 160*

凍傷 *49*

凍瘡 *49*

疼痛 *73, 80, 93, 112, 114, 124, 139, 150, 155, 170*

糖尿病性潰瘍 *49*

糖尿病性神経症 *18, 49*

糖尿病足 *14, 15, 16, 192*

な

内果 *35, 36*

内側足底神経 *40*

内反小趾 *13, 15, 16, 20, 49, 88*

軟骨 *139, 142*

　── 下骨 *139, 142*

軟性足関節固定装具 *151*

に

二分靱帯損傷 *49*

二分種子骨 *73*

ね

ネフローゼ *18*

熱傷 *49*

捻挫 *147*

の

脳血管障害 *18, 176*

脳性小児麻痺 *179*

脳性麻痺 *16, 18*

脳卒中 *16*

嚢胞 *139*

は

ハイヒール *52*

211

ハグランド変形 *17, 49*

ハンマー・トウ *20, 49, 84*

バニオネット にあ 腫瘤

バニオン *52*

パーキンソン病 *16, 18*

パッチ *58, 89*

パッド *89*

パラテノン *131*

パンプ・バンプ *17, 49*

背屈 *36*

背側趾神経 *63*

白癬症 *49*

ひ

ヒアルロン酸 *140*

ヒラメ筋 *39*

腓骨 *36*

　　—— 外果部痛 *21*

　　—— 筋腱脱臼 *17*

　　—— 筋腱痙縮性扁平足 *49*

　　—— 筋痙縮性扁平足 *17*

　　—— 神経エントラップメント *17*

　　—— 神経麻痺 *18*

　　—— 頭 *35*

　　—— 動脈 *41*

膝 *18, 186*

腓腹筋 *39*

肥満 *77, 112*

疲労骨折 *17, 120, 164*

瘭疽 *49*

病的脱臼 *56*

ふ

フット・インサーター *58*

フット・ケア *193*

フット・プリント *104*

フライバーグ病 *16, 49*

ブーツ *64*

負荷 *113*

不適切な爪の切り方 *94*

副爪 *49*

複合性局所疼痛症候群 *130*

へ

ベルクマン型装具 *59*

ペディスコープ® *106*

閉塞性血栓血管炎 *49*

閉塞性動脈硬化症 *16, 18, 184*

変形性関節症 *17, 49*

変形性膝関節症 *16, 186*

変形性足関節症 *14, 15, 138*

変形性足根間関節症 *112*

変形性リスフラン関節症 *13, 15*

扁平足 *16, 17, 108*

胼胝 *49, 84, 86, 177*

ほ

放散痛 *80, 153*

母趾 *13, 15, 35, 49, 52*

　　—— 外転筋 *39, 40*

　　—— 種子骨障害 *25, 72*

　　—— 内転筋 *39, 41*

　　—— ばね趾 *26*

発赤 *127*

ま

マーチ骨折 *13, 17, 26, 49, 123*

マレット趾 *16*

マレット・トウ *49, 86*

巻き爪 *49, 96*

末梢血管拡張薬 *185*

末梢神経 *18*

 —— 炎 *49*

 —— 障害 *18, 181*

末節中節癒合症 *49*

め

メタタルザール・バー *70*

も

モートン趾 *82*

モートン（偽）神経腫 *13, 16, 49, 79*

モートン病 *13, 15, 16, 20, 49, 76*

モートン母趾 *49*

問診 *46*

や

薬剤 *57*

ゆ

有痛性外脛骨 *13, 15, 17, 21, 25, 49, 126*

よ

腰椎すべり症 *18*

腰部脊柱管狭窄症 *18*

腰部椎間板ヘルニア *18, 49*

横アーチ *117*

り

リウマチ *49, 64*

リスフラン関節 *38*

 —— 変形性関節症 *49*

リスフラン靱帯損傷 *17, 49*

リンパ浮腫 *16*

離断性骨軟骨炎 *49*

立方骨 *37*

 —— 骨折 *49*

ろ

ロッカー・ボトム *70, 81, 113*

老化 *28*

213

あとがき

　多くの先生方に，ぜひ足に関心を持って診ていただこうと勇んで書き始めたが，書き終わってみると，いつもの通り「あれも書きたかった」「これは余計だった」との悔いばかり残る。

　歳をとってみると，歩くことが人間の健康にとってどれほど大切かが身をもって分かってきた。人間たるゆえんである直立二足歩行を続けることが，健康を維持する基本である。足はその要であり，健康のバロメーター，疾患の警報装置でもある。足の診療は整形外科のごく一部と考えられがちだが，足には多くの全身性疾患の症状が初発するので，足に関係する疾患は非常に多く，ほぼ全診療科にわたると言っても過言ではない。その意味合いから，本書が，患者が最初に訪れる診療所で足を診る先生方の一助になれば幸いである。

井口 傑（いのくち すぐる）

〈略歴〉

昭和45年	慶應義塾大学医学部 卒業，同整形外科 助手
平成 2 年	慶應義塾大学医学部整形外科 講師
平成11年	日本足の外科学会 会長，日本靴医学会 会長
平成17年	慶應義塾大学医学部・大学院医学研究科付属 総合医科学研究センター 整形外科 教授

病態・検査・診断・治療
診療所で診る足

定価（本体4,300円＋税）

2019年10月 4日　第1版

著　者　井口 傑
発行者　梅澤俊彦
発行所　日本医事新報社　www.jmedj.co.jp
　　　　〒101-8718 東京都千代田区神田駿河台2-9
　　　　電話　03-3292-1555（販売）・1557（編集）
　　　　振替口座　00100-3-25171
印　刷　日経印刷株式会社

© 井口 傑 2019 Printed in Japan
ISBN978-4-7849-4855-0　C3047　¥4300E

・本書の複製権・翻訳権・上映権・譲渡権・公衆送信権（送信可能化権を含む）は（株）日本医事新報社が保有します。
・ JCOPY ＜（社）出版者著作権管理機構 委託出版物＞
本書の無断複写は著作権法上での例外を除き禁じられています。複写される場合は，そのつど事前に，（社）出版者著作権管理機構（電話 03-3513-6969，FAX 03-3513-6979，e-mail:info@jcopy.or.jp）の許諾を得てください。

電子版のご利用方法

巻末の袋とじに記載された**シリアルナンバー**で，本書の電子版を利用することができます。

手順①：日本医事新報社Webサイトにて**会員登録（無料）**をお願い致します。
（既に会員登録をしている方は手順②へ）

> 日本医事新報社Webサイトの「Web医事新報かんたん登録ガイド」でより詳細な手順をご覧頂けます。
> www.jmedj.co.jp/files/news/20180702_guide.pdf
>

手順②：登録後「**マイページ**」**に移動**してください。
www.jmedj.co.jp/mypage/

「マイページ」
▼
マイページ中段の「電子コンテンツ」より
電子版を利用したい書籍を選び，
右にある「SN登録・確認」ボタン（赤いボタン）をクリック

▼
表示された「電子コンテンツ」欄の該当する書名の
右枠にシリアルナンバーを入力

▼
下部の「確認画面へ」をクリック

▼
「変更する」をクリック

会員登録（無料）の手順

1 日本医事新報社Webサイト（www.jmedj.co.jp）右上の「**会員登録**」**をクリック**してください。

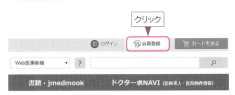

2 サイト利用規約をご確認の上（1）「**同意する**」**にチェック**を入れ，（2）「**会員登録する**」**をクリック**してください。

3 （1）**ご登録用のメールアドレスを入力**し，（2）「**送信**」**をクリック**してください。登録したメールアドレスに確認メールが届きます。

4 確認メールに示された**URL（Webサイトのアドレス）**をクリックしてください。

5 会員本登録の画面が開きますので，**新規の方は一番下の**「**会員登録**」**をクリック**してください。

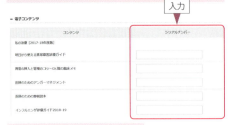

新規の方は
こちらをクリック

6 会員情報入力の画面が開きますので，（1）**必要事項を入力**し（2）「（サイト利用規約に）**同意する**」**にチェック**を入れ，（3）「**確認画面へ**」**をクリック**してください。

7 会員情報確認の画面で入力した情報に誤りがないかご確認の上，「**登録する**」**をクリック**してください。